Joachim Strienz:

Mit meinem Immunsystem stimmt etwas nicht!

Gewidmet meinem Doktorvater und klinischem Lehrer,
dem Immunologen

Prof. Dr. med. Peter A. Berg
(19. 8. 1931 – 26. 2. 2015)

„Er war ein außergewöhnlicher Mensch. Auf faszinierende Weise verstand er es, uns, seine Schüler, für seine Ideen zu begeistern. Aufgrund seiner tiefen Menschlichkeit, Offenheit und Unkonventionalität sowie seines Respekts gegenüber Andersdenkenden war er ein großes akademisches Vorbild. Ständig diskussionsbereit, aber absolut unbestechlich in seinem Urteil. Mit seiner Leidenschaft für die Forschung, seiner ständigen Suche nach neuen Erkenntnissen und dem richtigen Weg hat er in uns die wissenschaftliche Neugier geweckt und unser Leben in entscheidender Weise geprägt. Wegen seinem hohen ärztlichen Ethos, seiner Liberalität und seiner Empathie wurde er von seinen Patienten geliebt.“

Prof. Dr. Reinhild Klein

Joachim Strienz

Mit meinem Immunsystem stimmt etwas nicht!

Was Sie bei Fibromyalgie, Hashimoto und anderen Erkrankungen tun können

W. Zuckschwerdt Verlag
München

Titelbild:
„Mit meinem Immunsystem stimmt etwas nicht“. 2016, Acryl auf Papier.

Künstlerin: Martha Ehrlich. Master of Fine Arts. Tyler School of Arts, Philadelphia, PA. Sie erhielt den Pollack-Krasner Foundation Award und den Förderpreis 2005 des VBKW Verband Bildender Künstler und Künstlerinnen Baden-Württemberg. Martha Ehrlich ist als freischaffende Künstlerin tätig.

Bilder im Innenteil:

Seite 5	Ann Cutting – GettyImages
Seite 81	Digital Vision - GettyImages
Seite 99	Maridav – Shutterstock
Seite 121	Photographee – Shutterstock
Seite 185	Stock-Asso – Shutterstock

Alle anderen W. Zuckschwerdt Verlag GmbH

Bibliografische Information der Deutschen Nationalbibliothek
Die Deutsche Nationalbibliothek verzeichnet diese Publikation in der Deutschen Nationalbibliografie; detaillierte bibliografische Daten sind im Internet über http://dnb.d-nb.de abrufbar.

Printed in Germany by Kössinger AG, D-84069 Schierling
ISBN 978-3-86371-220-4

Vorwort

Zytokine sind wichtige Bestandteile des Immunsystems. Um sie geht es in diesem Buch. Immun- und Hormonsystem stehen in engem Kontakt zueinander. Sie beeinflussen sich gegenseitig. Der Dritte im Bunde ist das Nervensystem. Es ist nicht isoliert zu sehen. Hormone und Zytokine kommunizieren mit dem Nervensystem. Diese Wechselwirkungen sollen ebenfalls aufgezeigt werden.

Was steht im Vordergrund? Die Psychologie oder die Physiologie? Keine von beiden, beide sind gleichberechtigt! Dem biomedizinischen Newtonschen Erklärungsmodell für Lebensvorgänge steht das biopsychosoziale Prinzip mit hierarchischem Aufbau gegenüber. Die Vorstellung, dass Nerven-, Hormon- und Immunsystem weitgehend unabhängig voneinander wirken, ist nicht mehr haltbar. Das Immunsystem wirkt wie ein Sinnesorgan. Es informiert ständig das Gehirn. Es ist unser sechster Sinn. Hören, Sehen, Riechen, Schmecken und Tasten. Sie alle stehen direkt mit der Umwelt in Verbindung. Psychoneuroimmunologie oder Psychoneuroendokrinologie nennt sich diese neue Wissenschaft.

Fibromyalgie und Hashimoto-Thyreoiditis sind Beispiele für Autoimmunerkrankungen. Beide entstehen durch ein gestörtes Immunsystem, die sich jedoch in unterschiedlichen Veränderungen zeigen. Deshalb erfordern sie auch verschiedene therapeutische Ansätze.

Sind Sie TH1- oder TH2-dominant? Was bedeutet das? Das Immunsystem hat verschiedene Möglichkeiten zu reagieren. Eine Erklärung dafür gibt dieses Buch.

Ich bedanke mich beim Zuckschwerdt-Verlag für die großzügige Unterstützung, insbesondere bei Frau Dr. Glöggler.

Joachim Strienz

Inhalt

Einführung

Als ich Medizin studierte und später eine immunologische Doktorarbeit begann, war die Immunologie eine hochspezialisierte Wissenschaft, die sich mit Labormäusen, Gewebeschnitten und unzähligen Blutproben beschäftigte. Überall standen Gefriertruhen mit eingefrorenen Blutproben, die eine unerträgliche Hitze erzeugten. Die Labore hatten wenig Kontakt zur Außenwelt. Fenster zum Öffnen waren spärlich, der Chef jedoch verfügte über ein Fenster in seinem Zimmer. Dort fanden auch die Besprechungen statt, die etwas von Geheimsitzungen hatten, und wir jungen Doktoranden verstanden ziemlich wenig davon. Wir führten unser Eigenleben in einer exotischen Welt. Auch von den Krankheiten, mit denen wir uns beschäftigten, hatten die anderen Kollegen noch wenig gehört. Sie schauten uns oft ratlos an.

In der Zwischenzeit hat die Immunologie die Medizin von Grund auf verändert. Alle Ärzte sind mittlerweile „halbe Immunologen". Bei nahezu allen Erkrankungen wurden immunologische Faktoren nachgewiesen. Das Immunsystem funktioniert wie ein Sinnessystem. Es besteht aus Wahrnehmung, Kommunikation und Reaktion. Gewebe, Zellen und ihre freigesetzten Stoffe, die Zytokine, bilden ein Netzwerk, das über den Blutkreislauf und das lymphatische System verbunden ist. Die Hauptaufgabe des Immunsystems besteht darin, den Körper vor dem Eindringen von schädlichen Mikroorganismen wie Bakterien, Viren, Pilzen oder Parasiten zu schützen und so die Unversehrtheit des Organismus zu gewährleisten. Darüber hinaus spielt das Immunsystem eine wichtige Rolle bei der Wundheilung und bei der Beseitigung abgestorbener Zellen. Auch die Überwachung körpereigener Zellen ist eine wichtige Aufgabe, um frühzeitig einer Entartung entgegenwirken zu können.

Die Zellen des Immunsystems überwachen die Gewebe, indem sie zwischen dem Blutkreislauf und dem Lymphsystem zirkulieren. Das Lymphsystem besteht aus den lymphatischen Organen und dem Lymphgefäßsystem.

Erkennen und Entfernen von organischem und anorganischem Material bevor Schädigungen des Organismus auftreten, das ist die Hauptaufgabe des Immunsystems. Es ist ein hoch komplexes Geschehen mit ganz verschiedenen Zellen, die zum Einsatz kommen. Ein gut differenziertes Informationssystem mit löslichen Botenstoffen, Zytokine genannt, ist dafür verantwortlich.

Das Immunsystem stellt also ein Sinnesorgan dar. Sinnesorgane informieren normalerweise das Gehirn. Auch das Immunsystem informiert das Gehirn über die Existenz von „Nicht-Selbst" bzw. von „veränderterm Selbst". Es ist unser sechster Sinn. In diesem Zusammenhang ist eine neue Wissenschaft entstanden, die Psychoneuroimmunologie. Sie befasst sich mit den Wechselwirkungen zwischen dem Nervensystem, dem Hormonsystem und dem Immunsystem. Diese Systeme arbeiten nämlich nicht unabhängig voneinander, wie lange angenommen wurde. Alle drei sind durch ein Netzwerk miteinander verbunden. Nervenzellen verstehen die „Botschaften" des Immunsystems. Und sie „sprechen" auch die Sprache des Immunsystems, weil sie Zytokine freisetzen können.

Dieses Buch soll das Immunsystem verständlicher machen. Es soll zeigen, welche Zusammenhänge zwischen dem Immunsystem, dem Hormonsystem und der Psyche eines Menschen bestehen. Wenn wir das verstanden haben, dann können wir unser Leben anders organisieren und Schäden verhindern. Die Psyche ist ein Teil unseres Körpers. Die Trennung zwischen Psyche und Körper löst sich immer mehr auf. Sie ist willkürlich und stammt aus einer Zeit, als unser Wissen noch sehr mangelhaft war. Auch hier soll dieses Buch weiterhelfen.

Die Hashimoto-Thyreoiditis ist ein gutes Beispiel, wie Hormon-, Immun- und Nervensystem zusammenwirken. Ausschließlich das Hormonsystem zu behandeln, wird dem Patienten nicht gerecht. Es bestehen oft weiterhin Krankheitssymptome. Es ist deshalb wichtig, ebenfalls das Immun- und das Nervensystem in das Therapiekonzept mit einzubeziehen.

Auch die Fibromyalgie muss aus diesem Blickwinkel betrachtet werden. An dieser Erkrankung lassen sich die Verbindungen der verschiedenen Systeme ebenso studieren. Aber die Zusammenhänge sind hier anders.

Eine Erklärung ist die unterschiedliche Reaktionsweise des Immunsystems. Hashimoto-Patienten zeigen eine TH1-Dominanz, Fibromyalgie-Patienten eine TH2-Dominanz. Was genau dahintersteckt, erfahren Sie in diesem Buch.

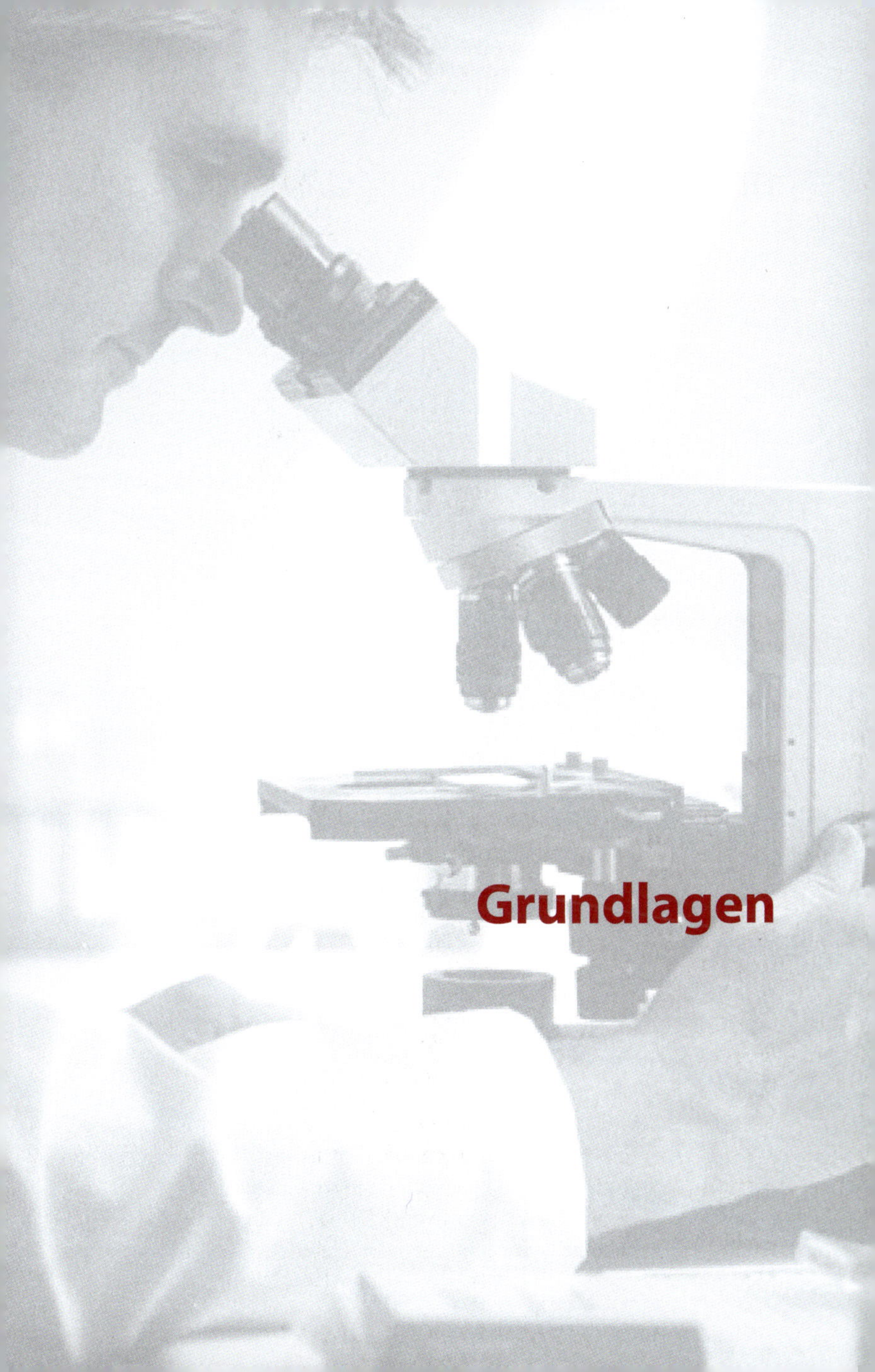

Grundlagen

Hormonsystem

Erst im 20. Jahrhundert wurde das Hormonsystem entdeckt. Davor gab es bereits Fallbeschreibungen von Menschen mit Riesenwuchs. Der Wirkmechanismus war noch völlig unbekannt. Danach verdichteten sich die Vorstellungen, dass es bioaktive Substanzen im Organismus geben müsse. Später wurden sie dann entdeckt und als Hormone bezeichnet.

Was sind Hormone?

Hormone sind chemische Signalstoffe. Organismen mit vielen Zellen müssen Wachstum und Leistung ihrer Organe, Gewebe und Zellen aufeinander abstimmen. Dafür haben sie im Laufe der Evolution drei verschiedene Systeme entwickelt, nämlich das Nervensystem, das Immunsystem und das Hormonsystem. Während das Nervensystem für schnelle Informationsübermittlung geeignet ist und in Sekunden Daten überträgt, benötigt die Datenübertragung durch Hormone Minuten, Stunden oder noch länger. Alle drei Systeme benutzen für die Übermittlung von Signalen chemische Stoffe, sogenannte Botenstoffe oder Transmitter.

Hormone werden in dafür spezialisierten Zellen, in Hormondrüsen, gebildet und in die Blutbahn abgegeben. Auf diesem Weg gelangen sie zu ihren Zielorganen und lösen dort eine bestimmte Reaktion aus, das bedeutet, sie haben eine Information übermittelt. Hormone wirken gewebsspezifisch. Das heißt, dass das Hormon nur an einer Zelle wirkt, die eine Andockstelle, einen Rezeptor, für dieses spezielle Hormon aufweist. Wenn dieser Rezeptor fehlt, dann geschieht nichts. Das Hormon ist also der „Schlüssel", der in das „Schloss" (Rezeptor) passt. Die Abbildung zeigt eine Übersicht der wichtigsten Hormondrüsen beim Menschen.

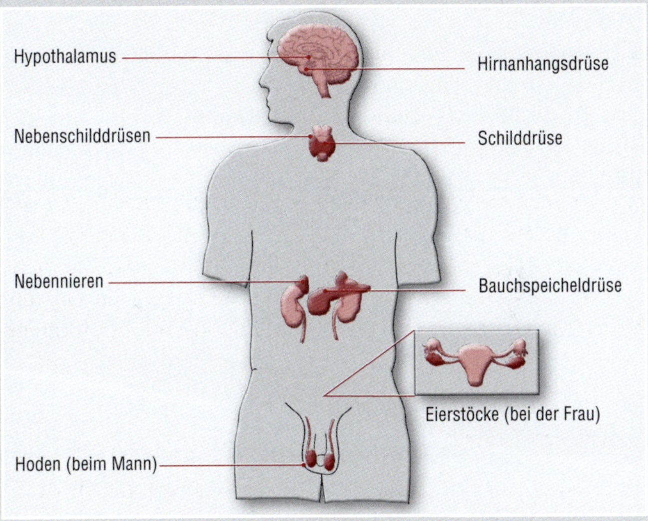

Die wichtigsten Hormondrüsen des Menschen.

Hormone lassen sich nach verschiedenen Kriterien einteilen: nach dem Ort der Hormonbildung, nach ihrer chemischen Struktur oder nach ihrer Wirkung auf den Organismus. Hilfreich ist auch die Einteilung in Hormonfamilien. Sie zeigt die „Verwandtschaft" bestimmter Hormone an. Die Gruppe der Sexualhormone mit Östradiol, Progesteron und Testosteron ist am bekanntesten. Für viele Menschen sind sie der Inbegriff der Hormone, obwohl beim Menschen bisher bis zu 100 verschiedene Hormone gefunden wurden. Der Mensch braucht sie alle, um die verschiedenen Aufgaben im Körper bewältigen zu können. Nur wenn alle richtig funktionieren, fühlt er sich gesund.

Frauen und Männer haben die gleichen Hormone, nur die Mengen sind unterschiedlich. Schon geringe Unterschiede in den Hormonkonzentrationen haben starke Veränderungen des Organismus zur Folge. Lässt die Hormonproduktion im Laufe des Lebens nach, kommt es zu den Wechseljahren – sowohl bei den Frauen als auch bei den Männern.

Der Körper hat für die Freisetzung der Hormone ein Steuerungssystem zur Verfügung. Es arbeitet, vereinfacht dargestellt, wie der Thermostat einer Heizungsanlage. Fällt die Temperatur ab, springt die Heizung an, bis das eingestellte Temperaturniveau wieder erreicht ist. Die Schaltzentrale ist der Hypothalamus im Zwischenhirn, damit verbunden ist die Hirnanhangsdrüse (Hypophyse). Dort werden Steuerungshormone gebildet, die z. B. Schilddrüse, Nebennieren, Eierstöcke und Hoden überwachen.

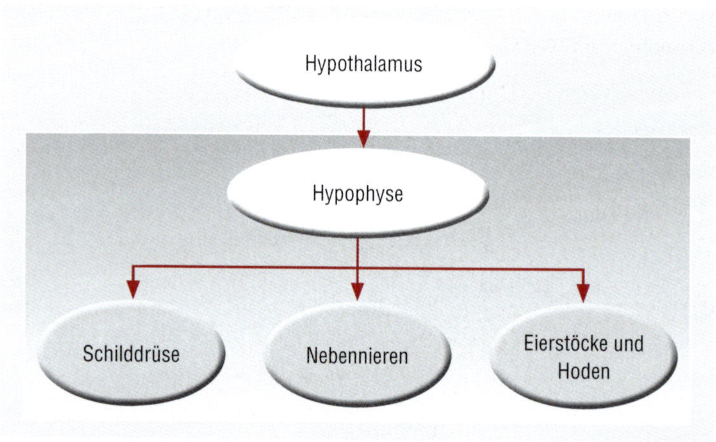

Hormone werden in unserem Körper an Transportmoleküle gebunden, weil sie oft nicht gut wasserlöslich sind. Dadurch verlieren sie aber ihre Wirksamkeit. Nur der ungebundene, also der frei vorliegende Anteil ist biologisch wirksam. Meist liegt dieser freie Anteil nur bei etwa einem Prozent der Gesamtmenge.

Die Hormone in unserem Körper sind außerordentlich wirksame Substanzen. Ein Mangel oder ein Überschuss entscheidet über Gesundheit oder Krankheit. Nur wenn die Hormone im Gleichgewicht sind, fühlen wir uns gesund.

Zusammenspiel der Hormone

Das Steuerungssystem der Hormone sorgt für eine exakt aufeinander abgestimmte Koordination zahlreicher Vorgänge im Körper. Ohne Hormone gäbe es kein geregeltes Miteinander von Zellen, Geweben und Organen.

Das zentrale Steuerungsorgan für die Hormone ist der Hypothalamus und die damit verbundene Hypophyse. Sie hängt wie eine Beere an einem Stiel an der Unterseite des Gehirns. Der Hypothalamus ist eine Hirnregion, in der verschiedene Hormone gebildet werden, die auf die Hypophyse einwirken.

Die Bedeutung der Hypophyse erkennt man auch daran, dass sie optimal geschützt wird. Sie liegt in einer Mulde im Knochen der Schädelbasis, auf der das Gehirn aufliegt.

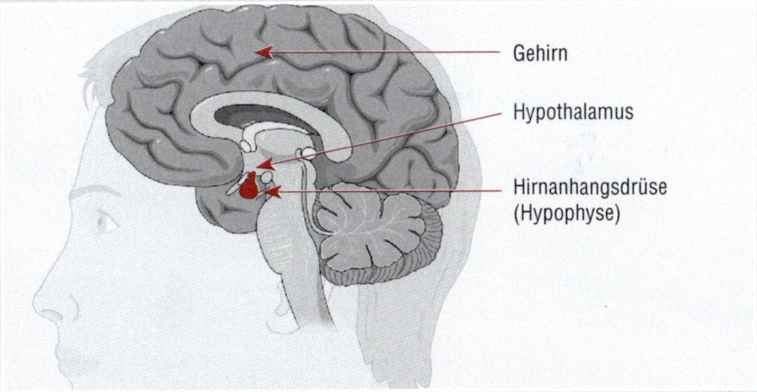

Steuerungssystem der Hormone.

Die Hypophyse besteht beim Menschen aus Vorder- und Hinterlappen. Während im Vorderlappen auch Hormone gebildet werden, werden im Hinterlappen nur Hormone aus dem Hypothalamus ausgeschieden.

Die folgenden Steuerungshormone werden von der Hypophyse gebildet:

- TSH, das ist die Abkürzung für Thyroidea(Schilddrüse)-stimulierendes Hormon; es regt die Schilddrüse an, Schilddrüsenhormone zu bilden. Auch hier gibt es einen Regelkreis. Mangelt es dem Körper an Schilddrüsenhormon, dann wird mehr TSH freigesetzt. Hat er zu viel, wird weniger davon in die Blutbahn abgegeben. Die Hormone, die die Schilddrüse als Antwort darauf bildet, sind Thyroxin (T4) und Trijodthyronin (T3). Thyroxin ist die Vorstufe, die in Trijodthyronin, das aktive Schilddrüsenhormon, umgewandelt wird. Die Hormonproduktion in der Schilddrüse und auch die Umwandlung von T4 in T3 werden durch TSH gesteuert.
- ACTH, das bedeutet adrenocorticotropes Hormon; es sorgt dafür, dass in der Nebennierenrinde Kortisol gebildet wird, das bei Stresszuständen verstärkt freigesetzt wird. Die Hormone des Nebennierenmarks sind Adrenalin und Noradrenalin; Kortisol, Aldosteron, DHEA und geringe Mengen an Progesteron stammen aus der Nebennierenrinde.
- FSH, das follikelstimulierende Hormon, bewirkt die Eireifung im Eierstock der Frau und die Samenbildung im Hoden des Mannes.
- LH steht für luteinisierendes Hormon; es fördert bei der Frau den Eisprung und danach die Progesteronbildung. Es fördert aber auch die Bildung von Östrogenen und der männlichen Hormone bei der Frau. Beim Mann bewirkt es die Spermienreifung und die Bildung von Testosteron.
- STH, die Abkürzung für somatotropes Hormon (Wachstumshormon); zusammen mit Prolaktin, das auf die Brustdrüse wirkt, gehören sie auch zu den Steuerungshormonen, die in der Hypophyse gebildet werden.

Das Hormonsystem ist also hierarchisch aufgebaut. Stoffwechsel, Wachstum, Anpassung an Klimabedingungen, Emotionen, Reaktionen auf äußere Bedrohung und Artvermehrung – alle stehen unter der Kontrolle des Gehirns. Alle „Macht“ geht dabei vom Hypothalamus aus.

Kommunikation der Hormone

Es gibt nicht nur zahlreiche Hormone, die in unterschiedlichsten Körperregionen und Geweben zu finden sind, sie haben auch verschiedene Möglichkeiten zu kommunizieren. Vier Kommunikationsformen können unterschieden werden:

- Synaptische Kommunikation. Zwischen Nervenzellen erfolgt die Kommunikation durch Freisetzung eines Hormons. Das Hormon wird vor Ort gebildet, gespeichert und bei Bedarf freigesetzt. Am Rezeptor löst das Hormon ein Signal aus, danach wird es wieder entfernt.
- Autokrine Kommunikation. Ein Hormon wird durch die Zelle freigesetzt und beeinflusst eine Zielzelle. Gleichzeitig gibt es ein Feedback an die Zelle selbst. Das heißt, das Hormon dockt an die eigene Erzeugerstelle wieder an und beeinflusst dadurch diese Zelle – im Sinne einer Rückkoppelung.
- Parakrine Kommunikation. Nach der Freisetzung eines Hormons werden die unmittelbaren Nachbarzellen beeinflusst.
- Endokrine Kommunikation. Endokrine Drüsen produzieren Hormone und setzen diese in die Blutbahn frei. Alle Zellen können erreicht werden. Die Hormone lösen aber nur dort eine Reaktion aus, wo entsprechende Rezeptoren vorhanden sind.

Hormone sind also Botenstoffe im Organismus und damit biochemische Vermittler, welche die Tätigkeit eines bestimmten Organs beeinflussen und regulieren. Jedes Hormon ist ein Informationsträger, der bestimmte Zellen des Körpers zu einer genau festgelegten Reaktion führt.

Rhythmus der Hormone

Die Ausschüttung von Hormonen unterliegt Schwankungen. Rhythmen lassen sich erkennen – wir erleben Tagesrhythmen, Monatszyklen und Veränderungen im Laufe des gesamten Lebens.

Die Höhe des Testosteronspiegels z. B. ist tageszeitlichen Schwankungen unterworfen. Wir sprechen deshalb von einem zirkadianen Rhythmus. Morgens um 8 Uhr ist der Testosteronspiegel am höchsten, nachts um 24 Uhr am niedrigsten. Das bedeutet, dass in der Nacht viel Testosteron gebildet wird. Charakteristisch ist, dass im Lauf des Lebens diese tageszeitlichen Schwankungen immer mehr nachlassen und der Hormonspiegel schließlich auf einem niedrigen Niveau verharrt.

Der Testosteronspiegel beim Mann steigt bis zum 20. Lebensjahr auf sein Maximum und fällt nach dem 25. Lebensjahr etwa um 1–2 % jährlich wieder ab. Mit 50 Jahren ist dann das Testosteron auf etwa 50 % des ursprünglichen Werts gesunken, im Alter von 75 Jahren werden nur noch 25 % der ursprünglichen Werte gemessen.

Beim Östradiol, dem wichtigsten Östrogen der Frau, findet sich ein ganz anderer Verlauf. Vom 20. bis zum 45. Lebensjahr liegen die Hormonwerte auf einem Maximum, bevor sie danach stark abfallen und sich auf einem niedrigen Niveau einpendeln.

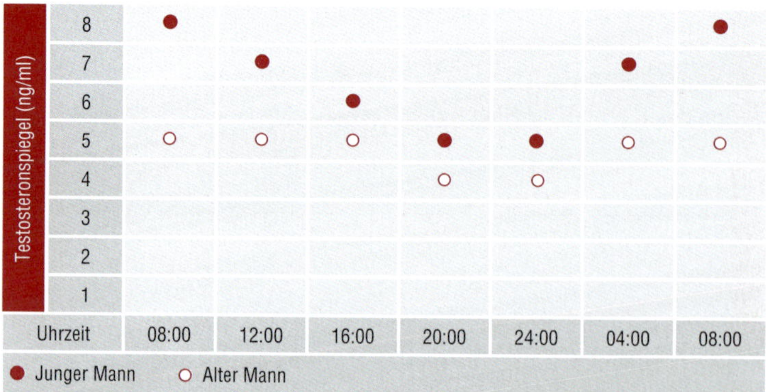

Testosteronspiegel im Tagesverlauf (zirkadianer Rhythmus).

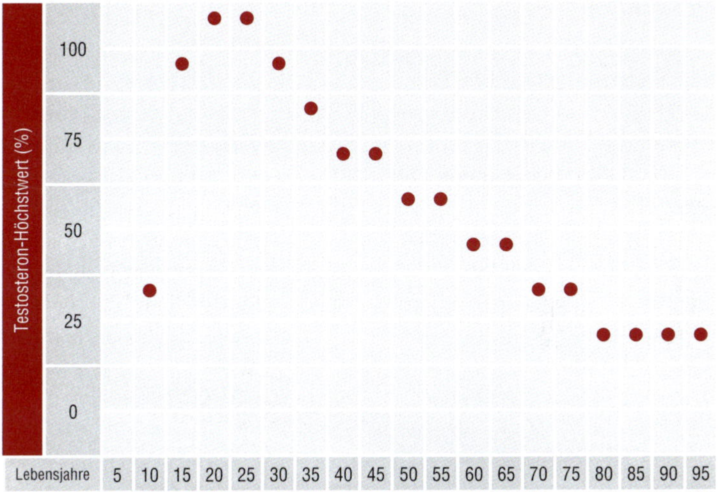

Testosteron-Höchstwerte im Leben eines Mannes.

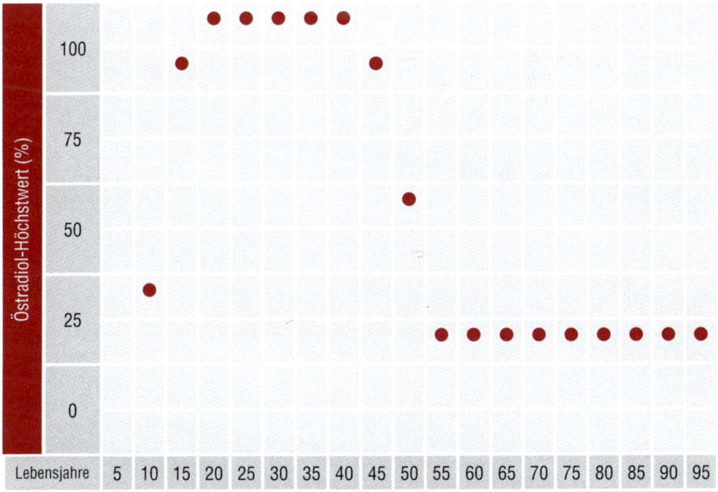

Östradiol-Höchstwerte im Leben einer Frau.

Der weibliche Zyklus ist unten dargestellt. Am 14. Zyklustag kommt es normalerweise zum Eisprung. Danach setzt die Bildung des Progesterons ein mit einem Maximum am 21. und 22. Zyklustag. Dann fällt das Progesteron wieder auf seinen niedrigen Ausgangswert ab. LH und FSH sind die Steuerungshormone. Sie steigen an, wenn das Östradiol zu sehr abfällt. In der ersten Zyklushälfte ist das Östradiol das dominierende Hormon, in der zweiten das Progesteron.

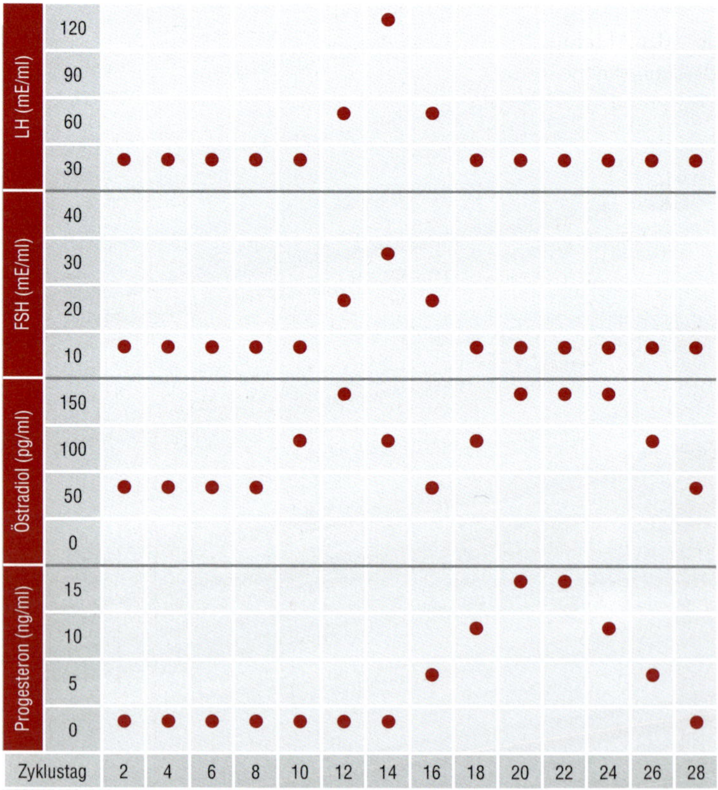

Hormonspiegel von LH, FSH, Östradiol und Progesteron während des weiblichen Zyklus.

Schilddrüsenhormone

In Phasen hormoneller Veränderungen wie Pubertät, Schwangerschaft oder in den Wechseljahren kommt es gehäuft zu Funktionsstörungen der Schilddrüse. Die Schilddrüse liegt vor der Luftröhre, direkt vor dem Kehlkopf. Sie ist eingehüllt von einer Kapsel aus Bindegewebe. Das Bindegewebe durchzieht auch das Drüsengewebe, sodass eine Läppchenstruktur entsteht. Die Schilddrüse bildet Hormone. Die wichtigsten sind: Thyroxin (T4) und Trijodthyronin (T3).

Auf der Abbildung unten ist erkennbar, wie die Regulation der Schilddrüsenhormone abläuft. Im Hypothalamus wird TRH (Thyreotropin-releasing-Hormon) gebildet, welches in der Hypophyse TSH (Thyreoidea-stimulierendes Hormon) freisetzt, das dann wiederum in der Schilddrüse die Produktion von Thyroxin anregt. Noradrenalin und

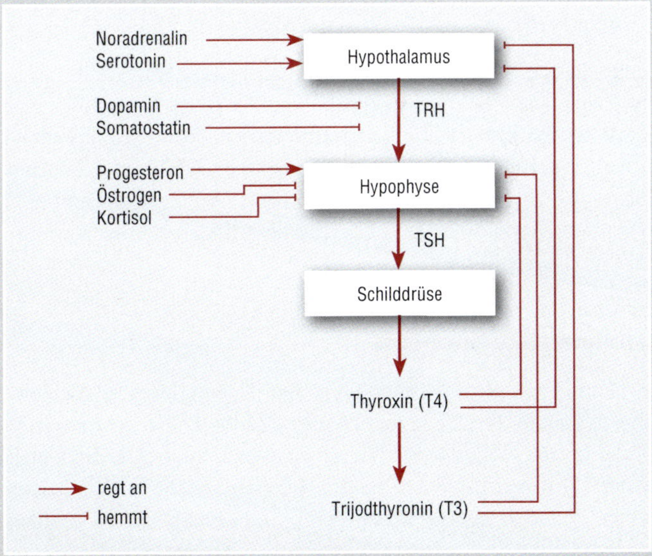

Regulation der Schilddrüsenhormone Trijodthyronin (T3) und Thyroxin (T4).

Serotonin verstärken die Freisetzung von TRH, Dopamin und Somatostatin blockieren sie.

An der Hypophyse sind Progesteron und Östrogen Gegenspieler. Östrogen, aber auch Kortisol, verringert die Bildung von TSH, Progesteron verstärkt sie, sodass die Schilddrüsenhormone unter einer Progesterontherapie ansteigen, während sie unter Östradiol abfallen. Ist genügend Schilddrüsenhormon vorhanden, kommt es über einen Rückkopplungsprozess wieder zu einer Abnahme von TRH und TSH. Thyroxin (T4), das Vorstufenhormon, wird im Körper zum aktiven Trijodthyronin (T3) umgewandelt. Der Abbau von Thyroxin erfolgt langsamer als der von Trijodthyronin. Nach einer Woche ist beim Thyroxin noch die Hälfte vorhanden (Halbwertszeit). Die Halbwertszeit beim Trijodthyronin beträgt nur einen Tag.

Für die Abklärung der Schilddrüsenfunktion ist neben der Bestimmung von TSH auch die von T3 und T4 notwendig. Da der freie, nicht gebundene Anteil gemessen wird, heißen die Messwerte FT3 und FT4.

Bei einer Unterfunktion der Schilddrüse ist das TSH erhöht. Je nach Ausmaß der Unterfunktion liegen FT3 und FT4 noch im oder bereits unterhalb des Normbereichs. Liegt eine Überfunktion vor, dann ist der TSH-Wert erniedrigt oder nicht mehr messbar. FT3 und FT4 können zunächst noch im Normbereich liegen, meist sind sie aber dann erhöht. Mehr zu den Symptomen und der Therapie finden Sie im Kapitel zur Hashimoto-Thyreoiditis.

Nebennieren und -hormone

Jeder Mensch hat zwei Nebennieren. Die Nebennieren liegen jeweils am oberen Pol der Nieren nahe der Wirbelsäule. Diese Position kommt durch die leichte Neigung der Nieren zustande. Sie liegen etwa auf der Höhe der 12. Rippe. Jede der beiden Nebennieren ist von einer Kapsel umgeben, außen liegt die Nebennierenrinde, innen das Nebennierenmark, das aus umgewandelten Nervenzellen besteht. Die Nebennieren sind eigenständige Organe und haben mit der Nierenfunktion nur indirekt zu tun.

Im Nebennierenmark, dem inneren Bereich, werden die beiden Katecholamine Adrenalin und Noradrenalin in Stresssituationen ausgeschüttet, um Leistungsreserven des Körpers freizusetzen. Dadurch kann der Körper außergewöhnliche Anforderungen bewältigen. Es wird dabei viermal mehr Adrenalin als Noradrenalin gebildet. Die Nebennierenrinde umschließt das Nebennierenmark.

Die Nebennierenrinde besteht aus drei Gewebeschichten. In jeder Schicht wird eine andere Gruppe von Hormonen gebildet. Die äußerste Schicht, „Zona glomerulosa" genannt, produziert das Mineralokortikoid Aldosteron. Die mittlere Schicht, „Zona fasciculata", ist die breiteste von allen dreien und bildet Kortisol und die innere Schicht, die „Zona reticularis", bildet überwiegend die Sexualhormone. Die Sexualhormone der Nebennierenrinde sind überwiegend Androgene, also männliche Hormone wie DHEA, Testosteron und Androstendion.

Die Funktion der Nebennieren wird vom Gehirn überwacht und koordiniert.

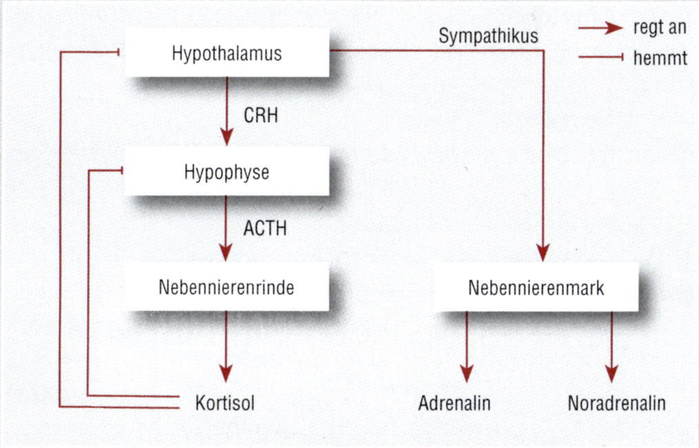

Regulation der Nebennierenhormone.

Die Bildung von Kortisol wird durch die Hypothalamus-Hypophysen-Nebennierenrinden-Achse gesteuert. Dabei ist ACTH (adrenocorticotropes Hormon oder Corticotropin) das entscheidende stimulierende Hormon. Seine Konzentration im Blut weist Tagesschwankungen auf. Die Kortisolproduktion folgt sehr eng dem ACTH-Spiegel und hat so ein Minimum um Mitternacht und ein Maximum am Morgen gegen acht Uhr. Besonders hoch ist die Sekretion bei starken körperlichen und seelischen Belastungen, also bei Stresssituationen. Die Freisetzung von ACTH erfolgt durch das Hormon CRH (Corticotropin-releasing-Hormon) aus dem Hypothalamus.

Das vegetative Nervensystem, besonders der Sympatikus-Nerv, beeinflusst die Freisetzung der Katecholamine Adrenalin und Noradrenalin.

Kortisol

Kortisol zählt zu den sogenannten Steroidhormonen. Diese entstehen aus Cholesterin, das aus dem Blut entnommen wird. Über Pregnenolon und Progesteron wird dann Kortisol gebildet. Kortisol hat einen starken Einfluss auf den Zucker- und Eiweißstoffwechsel und

- fördert die Neubildung von Glukose (Traubenzucker) aus Aminosäuren (Eiweißbausteine),
- hemmt die Glukose-Verwertung, dadurch steigt der Blutzuckerspiegel an,
- führt zu einem Muskelabbau,
- hemmt die Bildung von Antikörpern, hat eine immunsuppressive Wirkung,
- ist entzündungshemmend und
- steigert die Einlagerung von Wasser und Kochsalz und führt so zu einem Blutdruckanstieg.

Durch eine hochdosierte Einnahme oder eine verstärkte Bildung von Kortisol über einen längeren Zeitraum entstehen zahlreiche Veränderungen im Körper, die unter dem Begriff „Cushing-Syndrom" zusammengefasst werden:

- „Stammfettsucht", d. h. Verlagerung von Fett aus der Peripherie zum Körperstamm
- rundes Gesicht mit rötlicher Gesichtshaut (Mondgesicht)
- Kleinwuchs bei Kindern
- Bluthochdruck
- Zunahme der Körperbehaarung
- Schwäche der körpernahen Muskulatur
- Störung des weiblichen Zyklus
- rote Streifen am Körper (Striae)
- Rücken- und Knochenschmerzen durch Osteoporose
- Impotenz
- Persönlichkeitsveränderungen

Durch einen Mangel an Kortisol treten auch Gesundheitsstörungen auf. Diese sind abhängig vom Ausmaß des Kortisolmangels. Sie können leichtgradig oder lebensbedrohlich sein, vorübergehend oder dauerhaft. Man kann Anpassungsstörungen von einem Totalausfall der Nebennieren unterschieden. Der vollständige Ausfall der Nebennieren wird als Morbus Addison bezeichnet. Addison war der Erstbeschreiber dieses Krankheitsbildes.

Wenn eine Störung der Nebennieren vorliegt, ist meist auch das Aldosteron betroffen.

Aldosteron

Aldosteron reguliert die Natrium- und Kaliumkonzentration im Blut. Dadurch wird der Blutdruck indirekt beeinflusst – es sorgt dafür, dass der Blutdruck im Stehen nicht abfällt. Aldosteron führt zur Speicherung von Natrium im Körper und zur Ausscheidung von Kalium.

Die Bildung von Aldosteron wird durch ACTH geregelt. Es gibt allerdings noch eine zweite Regulation – über die Niere, ausgelöst durch einen fallenden Blutdruck und einen sinkenden Natriumgehalt des Blutes.

Aldosteron wird in der äußersten Zone der Nebennieren, der Zona glomerulosa, aus Cholesterin gebildet. Aldosteron kann derzeit noch nicht im Speichel gemessen werden, deshalb ist eine Blutuntersuchung erforderlich.

Ein Aldosteronüberschuss (Conn-Syndrom) führt zu den folgenden Symptomen: erhöhter Blutdruck, Durstgefühl, Kopfschmerzen, Muskelschwäche und Muskelkrämpfe, häufiges Wasserlassen und Müdigkeit. Der Natriumwert im Blut ist oft erhöht, der Kaliumwert vermindert.

Bei einem Aldosteronmangel findet man: niedriger Blutdruck, Durstgefühl, häufiges Wasserlassen, Müdigkeit und Schwindel beim Stehen, im Liegen geht es schnell besser, trockene Haut und Verlangen nach salzigen Speisen. Im Blut ist der Kaliumwert erhöht, der Natriumwert vermindert.

Sexualhormone der Nebennieren

Die Sexualhormone der Nebennieren sind überwiegend männliche Hormone, nämlich Testosteron, Dehydroepiandrosteron (DHEA) und Androstendion, sie kommen aus der innersten Schicht. Die Nebennieren liefern die männlichen Hormone von Kindern vor der Pubertät und die notwendigen männlichen Hormone der Frau, Testosteron ist davon das wichtigste.

Katecholamine

Dopamin ist die Vorstufe von Noradrenalin und Adrenalin und gleichzeitig selbst ein wichtiger Botenstoff. Dopamin steuert Motorik, Koordination, Konzentration und Motivation.

Die Katecholamine Adrenalin und Noradrenalin stammen aus dem Nebennierenmark, das aus Nervenzellen entstanden ist. Das erklärt, dass die Katecholamine nicht nur zu den Hormonen gezählt werden, sondern auch zu den Neurotransmittern, also zu den Botenstoffen. Das Nebennierenmark ist also ein „ausgelagerter Teil“ unseres Gehirns. Adrenalin und Noradrenalin sind die wichtigsten Hormone des Nebennierenmarks. Chemisch zählen sie zu den biogenen Aminen wie Histamin, Serotonin oder Melatonin.

Dopamin, Noradrenalin und Adrenalin werden aus den Aminosäuren Phenylalanin oder aus Tyrosin gebildet. Kofaktoren, also Zusatzstoffe, die für die Herstellung benötigt werden, sind Vitamin B6, aber auch Vitamin C, Kupfer, Eisen und Folsäure.

Der Anstieg von Noradrenalin steht am Beginn eines akuten Stressereignisses und aktiviert die Stresshormonachse. Noradrenalin steigert den Blutdruck ohne den Puls zu erhöhen, es fördert die Aufmerksamkeit und Motivation. Adrenalin steigert die Pulsfrequenz und den Blutdruck und es sorgt für die Bereitstellung von Energie, insbesondere von Glukose. Durch die gesteigerte Atemfrequenz verbessert sich die Sauerstoffaufnahme.

Funktionstests

Wie wir bereits gesehen haben, sind die Hormonachsen zu den Nebennieren, zur Schilddrüse und zu den Geschlechtsorganen in sich geschlossen Feedback-Systeme. Um eine Aussage über deren Funktion treffen zu können, reicht es oft nicht aus, nur die Hormone zu messen – aus zwei Gründen: Zum einen können die Hormone im Normbereich liegen, weil sich Störungen auf verschiedenen Ebenen der Hormonachse gegenseitig aufheben, zum anderen weil zunächst nicht beurteilt werden kann, auf welcher Ebene die Störung verursacht wird. Der bekannteste Test ist der TRH-Test, der bei der Schilddrüsendiagnostik eingesetzt wird. Es gibt jedoch mittlerweile zahlreiche weitere Tests zur Funktionsprüfung.

Immunsystem

Bestandteile des Immunsystems

Das Immunsystem ist äußerst komplex. Wir reden zwar ständig vom Immunsystem, aber die wenigsten wissen, was sich dahinter verbirgt. Es ist ein Netzwerk aus verschiedenen Geweben, Zellen und ihren Produkten, die über den Blutkreislauf und das Lymphsystem miteinander verbunden sind. Die Hauptaufgabe des Immunsystems besteht darin, den Körper vor dem Eindringen von schädlichen Mikroorganismen wie Viren, Bakterien, Pilzen oder Parasiten zu schützen und so die Unversehrtheit des Organismus zu erhalten. Darüber hinaus spielt das Immunsystem eine wichtige Rolle bei der Wundheilung und der Beseitigung von abgestorbenen Zellen. Auch überwacht das Immunsystem körpereigene Zellen, um frühzeitig einer Zellentartung entgegenzuwirken. Es lassen sich drei Bereiche abgrenzen:

- lymphatisches System
- Zellen des Immunsystems
- Stoffe des Immunsystems (Zellprodukte, Zytokine)

Lymphatisches System

Das lymphatische System verteilt sich über den gesamten Organismus und besteht aus lymphatischen Organen und dem Lymphgefäßsystem.

Die lymphatischen Organe sind spezielle Gewebe, in denen sich Lymphozyten – eine Untergruppe der Leukozyten (weiße Blutkörperchen) – entwickeln, aufhalten, vermehren und weiter differenzieren.

Die lymphatischen Organe werden in zwei Gruppen unterteilt.

- primäre oder zentrale lymphatische Organe: Thymus und Knochenmark
- sekundäre oder periphere lymphatische Organe: Lymphknoten, Milz, Mandeln, Peyer-Plaques und Blinddarm

Hier eine Übersicht:

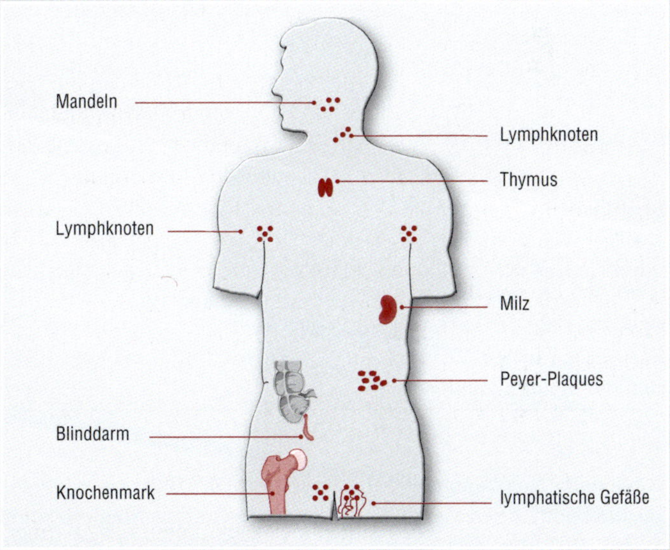

Lymphatische Organe.

In den primären lymphatischen Organen erfolgt die Bildung und Reifung der Lymphozyten. Es gibt bei den Lymphozyten zwei verschiedene Sorten: B- und T-Lymphozyten. B-Lymphozyten bleiben zur Reifung im Knochenmark, T-Lymphozyten wandern dagegen nach ihrer Bildung im Knochenmark weiter in den Thymus zur Reifung. B- und T-Lymphozyten gelangen danach in die sekundären lymphatischen Organe.

Thymus

Dieses Organ liegt hinter dem Brustbein direkt über dem Herzen. Es hat eine Läppchenstruktur und besteht aus Rinde und Mark. In der Rinde sind die unreifen Vorläuferzellen, im Mark die reifen Zellen. Die Zellen durchlaufen verschiedene Entwicklungsschritte und verlassen danach als T-Helfer- oder T-Killer-Zellen den Thymus. Alle T-Zellen, die auf körpereigene Strukturen reagieren und diese angreifen würden, werden aussortiert und beseitigt.

Eine Besonderheit ist, dass Zellen, die auf körpereigene Strukturen reagieren und damit keine Selbsttoleranz haben, durch programmierten Zelltod aussortiert werden. Das sind etwa 98 % der Zellen. Es verlassen also nur noch 2 % der Zellen den Thymus.

Lymphknoten

Auch die Lymphknoten haben eine Rinde und ein Mark. Man findet sie dort, wo die Gefäße des lymphatischen Systems zusammenlaufen. Die genaue Zahl der Lymphknoten eines Menschen ist unbekannt. Man schätzt, dass es etwa 500 sind. Sie wirken wie Filter und kontrollieren die ankommende Lymphe.

Es gibt zwei unterschiedliche Sorten von Lymphknoten:

- Regionale Lymphknoten – Filterstationen in der Nähe eines Organs –, die die Lymphe dieses Organs oder einer bestimmten Region erhalten.
- Sammellymphknoten, die nachgeschaltet sind, und die Lymphe mehrerer regionaler Lymphknoten erhalten.

In die Lymphknoten münden mehrere lymphatische Gefäße, die die Lymphe in den Lymphknoten hineintransportieren. Nach mehreren Stunden tritt dann die gefilterte Lymphe auf der Gegenseite wieder aus dem Lymphknoten heraus. Die Lymphknoten werden auch durchblutet – über Arterien und Venen.

In den Lymphknoten werden den Lymphozyten möglichst viele Antigene (Fremdstoffe) präsentiert. Dadurch wird die Wahrscheinlichkeit erhöht, dass dann später ein Antigen von einem spezifischen Lymphozyten erkannt wird. Sobald ein Antigen erkannt wird, beginnt die Immunreaktion. Der Lymphknoten wird vermehrt durchblutet und es werden sogenannte „Reaktionszentren" ausgebildet. Dadurch schwillt der Lymphknoten schmerzhaft an.

Milz

Sie befindet sich im linken Oberbauch und hat etwa die Größe einer Faust. Sie ist direkt in den Blutkreislauf eingeschaltet. Dadurch hat sie eine Kontroll- und Filterfunktion. Sie enthält zwei verschiedene Gewebe. Betrachtet man den Querschnitt der Milz, erkennt man rotes Gewebe (rote Pulpa), in das eingebettet weiße Bereiche, die Milzknötchen, liegen.

Die rote Pulpa besteht aus feinsten Blutgefäßen (Kapillaren) und enthält alle Anteile des Blutes, welche der roten Milzpulpa dadurch ihre Farbe geben. Daneben findet man hier aber auch Zellen des Immunsystems, wie Fresszellen (Makrophagen) und antikörperproduzierende Plasmazellen. Die rote Milzpulpa macht rund 80 Prozent der Milz aus und dient hauptsächlich der Filterung des Blutes.

Als weiße Milzpulpa bezeichnet man die mit bloßem Auge erkennbaren stecknadelkopfgroßen weißen Milzknötchen, die eingebettet in der roten Milzpulpa liegen, sowie Stränge von Lymphgefäßen. In den Milzknötchen befinden sich Lymphfollikel. Die weiße Pulpa ist um die

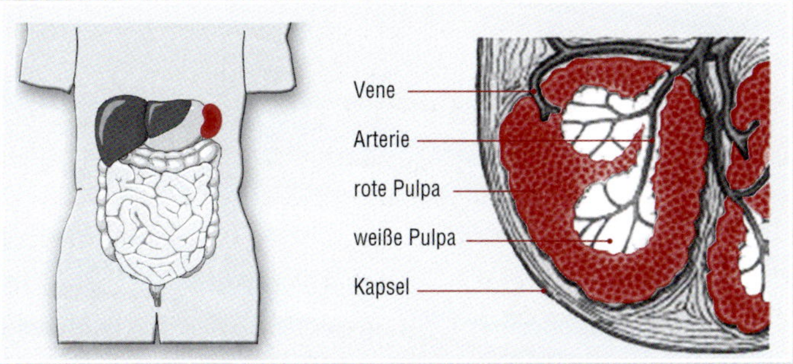

Milz: Lage im Körper und Querschnitt.

Blutgefäße der Milz herum angeordnet und spielt für das Immunsystem eine wichtige Rolle.

In der Milz werden überalterte Blutzellen, vor allem rote Blutkörperchen und Blutplättchen, durch Fresszellen abgebaut. Die Ausdifferenzierung und Vermehrung von B- und T-Lymphozyten ist eine weitere wichtige Aufgabe der Milz.

Mandeln (Tonsillen)

Wir unterscheiden vier Mandeln: Rachen-, Gaumen-, Zungen- und Tubenmandeln; Letztere werden auch als Seitenstränge bezeichnet, weil sie als Verbindung vom Rachen zum Mittelohr weit nach unten reichen. Alle gehören zum schleimhautassoziierten Immunsystem des Nasen-Rachen-Raums. Dieser Bereich ist ganz wesentlich an der Abwehr von Krankheitserregern beteiligt. Alle Mandeln haben den gleichen Aufbau. Sie bestehen aus lymphatischem Gewebe mit zahlreichen Lymphfollikeln.

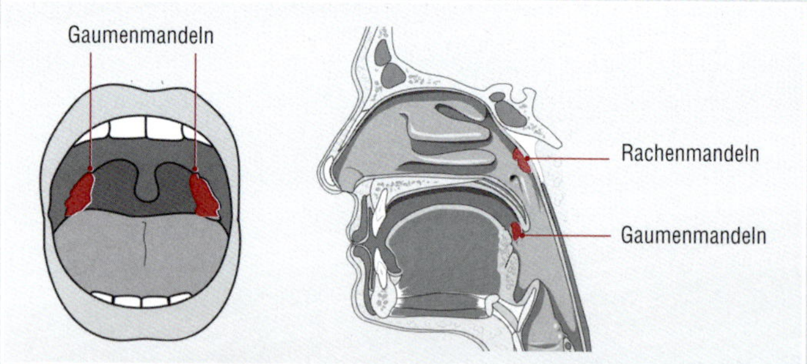

Rachen- und Gaumenmandeln.

Schleimhäute

Die überwiegende Anzahl von Erregern dringt über die Schleimhäute in den Körper ein. Dafür gibt es zwei Gründe. Zum einen sind die Schleimhäute leicht verletzbar, zum anderen sind sie äußerst großflächige Kontaktstellen zur Außenwelt, vor allem die Darmschleimhaut mit etwa 300 Quadratmetern und die Atemwegsschleimhaut mit etwa 100 Quadratmetern. Sie sind mit schleimhautassoziierten lymphoiden Zellen bzw. Zellhaufen (mucosa associated lymphoid tissue, MALT) ausgestattet. Das schleimhautassoziierte Immunsystem des Darmes (gut associated lymphoid tissue, GALT) ist in Tausenden von Lymphfollikeln (Peyer-Plaques) angeordnet und auch im Blinddarm stark vertreten. Als BALT (bronchial associated lymphoid tissue) werden die Schleimhäute der Bronchien bezeichnet.

Peyer-Plaques und Blinddarm

Der Darm hat mit seinen vielen Schleimhautzotten eine sehr große Oberfläche. Deshalb spielt er bei der Immunabwehr eine zentrale Rolle. Bis zu 80 Prozent der Antikörper produzierenden Zellen befinden sich in der Darmwand. Dies ist ideal, weil ein Großteil der Krankheitserreger über den Magen-Darm-Trakt mit der Nahrung aufgenommen wird. Sie können dann sozusagen bereits dort bekämpft werden. Die Hälfte der Erreger wird im Magen durch die Magensäure abgetötet. Der Rest gelangt dann in den Dünndarm, der dicht unter der Schleimhaut mit einer Vielzahl von Lymphfollikeln ausgestattet ist. Die Lymphfollikel sind hier oft in Gruppen von bis zu 80 Follikeln zusammen. Diese Gruppen werden Peyer-Plaques genannt.

Der Blinddarm (Appendix) am Übergang des Dünndarms in den Dickdarm ist vollständig mit Lymphfollikeln ausgekleidet. So lösen eingedrungene Krankheitserreger direkt eine unspezifische und auch eine spezifische Immunabwehrreaktion aus.

Lymphe

Die Lymphe ist eine Flüssigkeit, die durch Filtration aus dem Blut entsteht und sich im Gewebe ansammelt. Von dort wird sie über das Lymphgefäßsystem wieder ins Blut zurückgeführt. Dort, wo Lymphgefäße zusammenlaufen, befinden sich Lymphknoten als Filterstationen. Die Lymphe transportiert Antigene zu den Lymphknoten, wo sie zerstört werden. Pro Tag werden etwa zwei Liter Lymphflüssigkeit transportiert, sie enthält neben Mineralien auch Eiweiße.

Zellen des Immunsystems

Die weißen Blutkörperchen (Leukozyten) sind vor allem für die Immunabwehr verantwortlich. Ihre Zahl ist viel niedriger als die der roten Blutkörperchen. Dafür sind sie aber größer und können im Gegensatz zu den roten Blutkörperchen die Blutbahn verlassen. Es werden verschiedene Untergruppen unterschieden:

- Lymphozyten
- Monozyten
- Granulozyten

Lymphozyten

Der Anteil der Lymphozyten an der Gesamtmenge der weißen Blutkörperchen, den Leukozyten, beträgt 25–40 Prozent. Sie sind für die erworbene Immunität zuständig. Sie werden unterschieden in:

- B-Lymphozyten
- T-Lymphozyten
- natürliche Killerzellen

Die B-Lymphozyten kommen aus dem Knochenmark (bone marrow). Sie tragen an ihrer Oberfläche Rezeptoren für Antigene. Diese Rezeptoren sind ganz speziell für nur ein bestimmtes Antigen ausgelegt und ihre Hauptaufgabe ist die Bildung von Antikörpern. Diese Antikörper sind eigentlich Kopien der Rezeptoren. Der B-Lymphozyt, der ein spezielles Antigen erkannt hat, wird zur antikörperbildenden Plasmazelle umgewandelt. Diese Zelle hat jetzt keine Rezeptoren mehr und produziert nur noch einen speziellen Antikörper in großen Mengen. Gleichzeitig entstehen auch noch B-Gedächtniszellen. Dadurch kann bei einem erneuten Kontakt mit dem fremden Antigen die Reaktion schneller und effektiver ablaufen.

Neben den B-Lymphozyten gibt es noch T-Lymphozyten. Das T in ihrem Namen verdanken die T-Zellen der Tatsache, dass sie im Thymus reifen. Unreife T-Vorläuferzellen werden im Knochenmark gebildet und gelangen von dort über die Blutbahn in den Thymus. Dort entwickeln sie sich zu T-Zellen. Nur wenige verlassen als reife T-Zellen den Thymus, weil die meisten mit körpereigenen Erkennungsmerkmalen wieder aussortiert werden. Die funktionstüchtigen T-Lymphozyten tragen auch Rezeptoren für körperfremde Antigene an ihrer Oberfläche. Allerdings werden fremde Antigene von T-Lymphozyten nur dann erkannt, wenn sie zuvor besonders aufbereitet wurden. Auch T-Lymphozyten werden in Untergruppen eingeteilt. Diese sind:

- zytotoxische T-Zellen
- regulatorische T-Zellen
- T-Helferzellen

Die zytotoxischen T-Zellen, früher als Killerzellen bezeichnet, erkennen infizierte Zellen oder Tumorzellen und lösen den sogenannten programmierten Zelltod aus. Regulatorische T-Zellen, früher Suppressorzellen genannt, beeinflussen ebenfalls die Immunreaktion. Sie unterdrücken eine überschießende Immunantwort auf „harmlose" Antigene und körpereigene Strukturen. Die T-Helferzellen sind besonders inter-

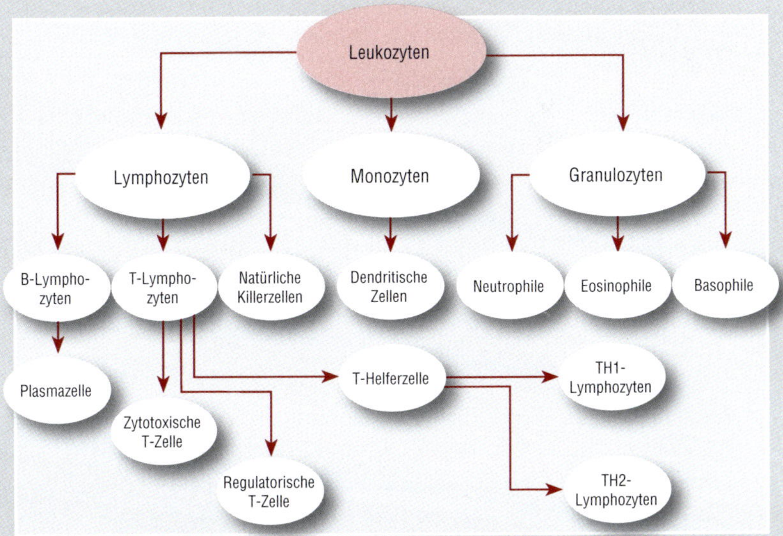

Die verschiedenen Zellen des Immunsystems.

essant und werden später noch ausführlich erwähnt, sie koordinieren letztendlich die Immunreaktion.

Es lassen sich zwei Zelltypen unterscheiden, nämlich TH1- und TH2-Lymphozyten. Sie unterscheiden sich nicht durch ihre Oberflächenmoleküle, sondern durch die Art, wie sie bei einer Stimulation ihre Zytokine freisetzen. Die TH1-Zellen sind vornehmlich an der zellvermittelten Immunantwort beteiligt, die TH2-Zellen geben Zytokine ab, welche in stärkerem Maße die Antikörperbildung beeinflussen.

Natürliche Killerzellen stammen auch aus dem Knochenmark. Vom Aussehen her sind sie eine Mischform aus Lymphozyten und Granulozyten (granuläre Lymphozyten). Krebszellen und von Viren befallene Zellen werden von ihnen bevorzugt zerstört.

Granulozyten

Granulozyten werden in neutrophile, eosinophile und basophile Granulozyten unterteilt. Die Unterscheidung hängt davon ab, wie sie auf verschiedene Farbstoffe reagieren, und geht auf die Forschungen von Rudolf Virchow zurück.

Neutrophile Granulozyten sind die am häufigsten vorkommenden Leukozyten. Sie machen etwa 50–70 Prozent der Gesamtmenge aus. Ihren Namen haben sie bekommen, weil sie sich mit den üblichen Farbstoffen nicht färben lassen. Es sind kleine Fresszellen, deren Zellkern stabförmig aussieht. Sie fressen bis zu 20 Bakterien, danach sterben sie ab. Besonders viele von ihnen finden wir im Eiter einer Wunde. Diese Zellen produzieren auch Zytokine. Neutrophile Granulozyten entstehen im Knochenmark und wandern von dort ins Blut. Falls sie nicht innerhalb von sechs Stunden mit Bakterien in Kontakt kommen, sterben sie ab.

Eosinophile Granulozyten lassen sich mit dem Farbstoff Eosin färben. Sie sind im Blut selten, nur ein bis drei Prozent der Leukozyten. Sie leben maximal 12 Stunden und sind spezialisiert auf Parasiten und Allergien. Eosinophile Granulozyten führen toxische Stoffe mit sich – damit bekämpfen sie auch Krankheitserreger. Ihre Zytokine alarmieren weitere Leukozyten und bringen sie als Verstärkung an den Entzündungsherd.

Basophile Granulozyten sind noch seltener anzutreffen. Ihr Anteil beträgt nur 0,01 Prozent aller Leukozyten. Sie lassen sich mit basischen Farbstoffen färben. Auch sie sind gegen Parasiten und bei Allergien im Einsatz. Sie besitzen Speicher für Histamin und Heparin. Beide Substanzen werden bei Bedarf freigesetzt. Über diese Zellen ist bisher noch am wenigsten bekannt.

Monozyten

Monozyten gehören zu den größten Leukozyten. Ihr Anteil beträgt drei bis acht Prozent. Sie haben einen großen Zellkern und kommen aus dem Knochenmark. Ihr wichtigster Speicherort ist die Milz. Sie leben maximal drei Tage. Oft wandern sie aus der Blutbahn ins Gewebe und werden zu großen Fresszellen (Makrophagen). Im Gewebe werden sie viel älter, nämlich bis zu mehreren Monaten. Dabei können sie bis zu 100 Bakterien fressen. Außerdem können sie Teile des Fremdmaterials an ihre Oberfläche transportieren und anderen Abwehrzellen präsentieren. Gleichzeitig werden verschiedene Zytokine gebildet und freigesetzt.

Dendritische Zellen haben bäumchenartige Fortsätze an ihrer Oberfläche und bekommen dadurch ein sternförmiges Aussehen. Sie stammen von Monozyten ab. Ihre besondere Fähigkeit ist die, dass sie besonders gut T-Zellen aktivieren können, nachdem sie große Mengen von Viren und Bakterien gefressen haben.

Was gibt es sonst noch für Zellen? Zum Beispiel Mastzellen. Sie spielen bei Allergien eine besondere Rolle. Sie enthalten große Mengen an Histamin. Diese Substanz wirkt gefäßerweiternd, sodass es auch zu Flüssigkeitseinlagerungen kommt.

Stoffe des Immunsystems (Zellprodukte, Zytokine)

An erster Stelle stehen die Zytokine, Synonyme dafür sind Lymphokine oder Interleukine. Es sind kleine Eiweißmoleküle, die von verschiedenen Körperzellen freigesetzt werden. Sie lösen bestimmte Reaktionen im Immunsystem aus. Zu ihnen gehören auch die Interferone, die besonders auf Viren wirken. Die Zytokine werden später ausführlich besprochen. Chemokine sind eine Untergruppe der Zytokine. Sie mobilisieren Abwehrzellen und bringen diese zu Infektionsherden.

Mechanismen des Immunsystems

Es gibt zwei große Bereiche in unserem Immunsystem, das

- angeborene oder unspezifische Immunsystem, das uns sofort nach der Geburt zu Verfügung steht und das
- erworbene oder spezifische Immunsystem, das aufgrund des immunologischen Gedächtnisses Erreger erkennen und abtöten kann.

Eine weitere Gliederung entsteht dadurch, ob Erreger durch Zellen (zelluläre Immunität) oder durch Antikörper (humorale Immunität) bekämpft werden.

Hier eine Zusammenfassung der wesentlichen Unterschiede zwischen angeborenem und erworbenem Immunsystem:

Merkmal	Angeborenes Immunsystem	Erworbenes Immunsystem
Erkennung	unspezifisch	sehr spezifisch
Genauigkeit	wenig Rezeptoren	sehr viele Rezeptoren
Schnelligkeit	schnell	langsam
Zellgesteuert	Monozyten Granulozyten natürliche Killerzellen dendritische Zellen	T-Lymphozyten B-Lymphozyten
Antikörper-gesteuert	Lysozym Komplement Akute-Phasen-Proteine Zytokine	spezifische Antikörper Zytokine
Gedächtnis	nein	ja

Angeborene Immunität

Der menschliche Körper ist ständig gefährlichen Mikroorganismen ausgesetzt. Der Organismus muss alles tun, damit gefährliche Keime nicht in den Körper eindringen können. Die Epithelien auf der Körperoberfläche bilden die erste Barriere gegen Infektionen. Es ist eine Art Versiegelung auf rein mechanische Art, die das verhindert. Nur wenn Krankheitserreger diese Barriere überwinden können, kommt es zur Infektion. Dann muss das Immunsystem rasch reagieren. Auch die Schleimhäute sind durch ihren Schleim geschützt. Flimmerepithelien in den Atemwegen und die Darmperistaltik unterstützen das Abwehrsystem.

Aber es werden auch chemische Substanzen auf den Epithelien gebildet. Diese können Mikroorganismen abtöten oder ihr Wachstum hemmen. Eine dieser Substanzen ist Lysozym, ein antibakterieller Stoff im Speichel und in der Tränenflüssigkeit. Außerdem erschwert die nicht pathogene (natürliche) Bakterienflora die Ansiedelung pathogener Organismen.

Die wichtigsten Zellen der angeborenen Immunabwehr sind Monozyten, neutrophile Granulozyten, im späteren Verlauf auch die natürlichen Killerzellen. Dazu kommen die Zytokine und das Komplementsystem.

Wie sieht der Ablauf der angeborenen Immunabwehr aus?

Gelingt es Keimen die Epithelbarriere zu überwinden, in den Körper einzudringen und sich dort auch zu vermehren, dann beginnen das zelluläre und antikörpergesteuerte Immunsystem mit ihren Abwehraufgaben. Als Erstes reagieren die großen Fresszellen, besonders die Makrophagen. Hinzu kommen die kleinen Fresszellen, die neutrophilen Granulozyten. Beide erkennen Rezeptoren an der Oberfläche fremder Zellen und sind bereits in der Lage, zu erkennen, was körperfremd ist. Ihre Aufgabe ist es, Stoffe freizusetzen, die eine Entzündung herbeiführen. Die Fresszellen umhüllen mit ihrer Membran den Keim und nehmen ihn auf, es findet eine Art „Verdauung“ statt. Die fremden Strukturen werden abgebaut. Gleichzeitig werden toxische Produkte freigesetzt wie Wasserstoffperoxid, Superoxid und Stickstoffmonoxid

(NO) und es kommt zu einer Entzündungsreaktion. TNF-α spielt dabei eine große Rolle. Die Entzündungsreaktion zielt darauf ab, die Infektion zu bekämpfen. Dabei spielen drei Faktoren eine Rolle:

- Die Entzündung lockt weitere Abwehrzellen an. Dadurch wird die Immunabwehr verstärkt.
- Es entsteht eine zusätzliche Barriere, wodurch die Ausbreitung der Infektion behindert wird.
- Der Heilungsprozess wird gefördert.

Eine weitere Besonderheit kommt hinzu. Die Durchblutung des Gewebes wird verstärkt und gleichzeitig verlangsamt sich die Blutgeschwindigkeit. Dadurch kommen mehr Abwehrzellen in dem Gebiet an und sie haben mehr Zeit, ins Gewebe einzuwandern. Die Gefäßwand wird außerdem durchlässiger. Dadurch entsteht eine Schwellung des Gewebes, es kommt auch zu Schmerzen.

Weitere Mechanismen sind typisch für die angeborene Immunabwehr: Akute-Phase-Proteine, Komplementsystem, Chemokine, Zelladhäsionsmoleküle und viele weitere gehören dazu – das aber führt in diesem Rahmen zu weit. Wenden wir uns lieber dem erworbenen Immunsystem zu.

Erworbenes Immunsystem

Die oben beschriebenen Mechanismen der angeborenen Immunität werden bei der Abwehr von Erregern zuerst eingesetzt. Durch sie wird die Aktivität des Immunsystems erhöht. Viele Erreger haben inzwischen jedoch die Fähigkeit erlangt, die Mechanismen der angeborenen Immunabwehr zu überwinden, und sich so weiter ausbreiten zu können. Ein Überleben ist jetzt nur noch möglich, wenn der Organismus weitere Fähigkeiten besitzt. Jetzt kommt das erworbene (adaptative) Immunsystem zum Einsatz.

Das erworbene Immunsystem erhöht massiv die Effektivität des angeborenen Immunsystems. Entscheidend ist dabei das immunologische Gedächtnis, denn dieses fehlt dem angeborenen Immunsystem. Dieses Gedächtnis erzeugt rasch eine effektive Immunantwort. Die B- und T-

Lymphozyten orten den Erreger vor Ort, vermehren sich und differenzieren sich weiter. Jeder Lymphozyt ist spezifisch für einen bestimmten Erreger. Da jeder Mensch Milliarden von Lymphozyten besitzt, verfügt er über ein großes Spektrum spezialisierter Lymphozyten.

B-Lymphozyten und auch T-Lymphozyten haben einen speziellen Rezeptor zur Erkennung des Erregers. Bei B-Lymphozyten sind die später gebildeten Antikörper identisch mit dem Rezeptor. Ein Antikörper erkennt meist nur eine kleine Region auf der Oberfläche eines großen Moleküls.

Antikörper werden auch als Immunglobuline bezeichnet. Fünf verschiedene Klassen werden unterschieden: IgM, IgD, IgG, IgE und IgA. Bei IgG unterscheidet man IgG1, IgG2, IgG3 und IgG4, bei IgA gibt es IgA1 und IgA2. Alle B-Lymphozyten produzieren zunächst Immunglobulin M. Nach Kontakt mit dem Erreger findet im Verlauf der Immunantwort ein Wechsel der Antikörperklasse statt. Dabei entstehen IgG, IgA oder IgE.

Wie sieht der Ablauf der erworbenen Immunabwehr aus?

Das Auslösen einer Immunantwort erfolgt nicht an der Stelle, wo der Erreger eine Infektion ausgelöst hat. Sie erfolgt im peripheren Lymphgewebe. Je nachdem, wo sich der Erreger befindet, wird er in die entsprechenden naheliegenden lymphatischen Organe transportiert. Der Transport von Erregern ins lymphatische Gewebe erfolgt durch das angeborene Immunsystem. Es besteht also eine Art von Arbeitsteilung. Das Funktionieren des angeborenen Immunsystems ist Voraussetzung dafür, dass das erworbene Immunsystem überhaupt aktiv werden kann.

Eine große Bedeutung spielt die Entzündungsreaktion. Entscheidend sind antigenpräsentierende Zellen des angeborenen Immunsystems. Dazu gehören Makrophagen und ganz besonders die dendritischen Zellen. Sie beginnen Bakterien, Viren oder Pilze zu fressen und aktivieren dabei Zytokine. Im Gegensatz zu den Makrophagen können dendritische Zellen auch lösliche Produkte aufnehmen. Mit diesem Material wandern sie zu den benachbarten Lymphknoten, setzen den Erreger frei und präsentieren ihn. Sie verteilen sich im gesamten Lymphknoten. Besonders sind sie aber dort anzutreffen, wo die Lymphe ein- und ausströmt – sie überwachen den Lymphstrom. Jetzt kommen T-Lymphozyten hinzu. Sie kommen aus der Blutbahn in den Lymphknoten. Sie treffen auf die dendritischen Zellen, docken dort an und suchen die Oberfläche nach Antigenen ab. Finden sie nur körpereigenes Material, dann verlassen sie den Lymphknoten wieder über den Blutkreislauf und gehen zum nächsten. Hat die T-Zelle aber ein spezifisches Antigen entdeckt, verstärkt sich die Verbindung zur dendritischen Zelle und eine weitere Aktivierung kommt in Gang. Dies ist der übliche Weg.

Aber es gibt auch Abweichungen. Etwa bei Superantigenen. Das sind besondere Antigene, die von T-Zellen direkt ohne den Umweg über die dendritischen Zellen erkannt werden. Staphylokokken-Gifte bei Nahrungsmittelvergiftungen sind ein Beispiel dafür.

Ist die Aktivierung über dendritische Zellen in Gang gekommen, dann bilden die T-Zellen Tochterzellen. Daraus werden T-Zellen, die gegen Erreger eingesetzt werden können. Es entstehen TH-Zellen und zytotoxische Zellen. Es gibt zwei verschiedene Arten von TH-Zellen: TH1-Zellen (zellulärgesteuert) und TH2-Zellen (antikörpergesteuert). Welche Zellen entstehen, ist davon abhängig, welche Zytokine anwesend sind. Ist es Interferon-Gamma, dann entwickeln sich TH1-Zellen, ist es Interleukin 4 oder Interleukin 10, entwickeln sich TH2-Zellen. Auf diese Weise entsteht eine TH1- oder TH2-Dominaz. Darüber wird später noch ausführlicher berichtet.

TH1 und TH2 haben unterschiedliche Wirkungen. Werden vorwiegend TH1-Zellen gebildet, dann kommt es zu einer verstärkten zellvermittelten Immunantwort, wodurch Makrophagen aktiviert werden. Die Produktion von TH2-Zellen dagegen ruft eine antikörpervermittelte Immunantwort hervor, indem TH2-Zellen B-Zellen stimulieren und so eine Antikörperantwort auslösen.

TH1-Zellen spielen eine entscheidende Rolle bei der Abwehr von intra- und extrazellulären Erregern, die nicht abgetötet wurden, nachdem sie von Makrophagen aufgenommen wurden, wie zum Beispiel bei Tuberkulose oder Lepra. Gleichzeitig werden charakteristische Zytokine gebildet.

TH2-Zellen sind auf die B-Zellaktivierung spezialisiert. Sie produzieren eine Vielzahl von Zytokinen. Aus B-Zellen werden schließlich Plasmazellen, die ausschließlich Antikörper produzieren.

Nervensystem

Wir gehen davon aus, dass wir unsere Umwelt rational wahrnehmen und entsprechend auch darauf reagieren, und natürlich auch emotional. Die Interaktion zwischen körperlicher und psychischer Verarbeitung und die hormonellen Reaktionen auf Umwelteinflüsse mit ihren physiologischen Konsequenzen sind besonders interessant.

Stress

Ein zentrales Konzept dieser Zusammenhänge ist die Erforschung von Stress. Selye hat diesen Begriff als Erster benutzt. In unserem Alltag fällt dieser Begriff recht häufig. Es sind Fehlanpassungen an Belastungen – Umwelt und Mensch beeinflussen sich wechselseitig. Zuerst erfolgt ein Check, ob eine individuelle Bedrohung besteht. Danach erfolgt die individuelle Bewältigungsstrategie. Gedanken, Annahmen, Erwartungen und Einstellungen werden in Gang gesetzt und daraus resultieren Emotionen, physiologische Vorgänge und schließlich ein bestimmtes Verhalten. Die auslösende Situation wird neu bewertet.

Erlebt ein Mensch immer wieder Situationen, in denen er aufgrund einer starken persönlichen Bedrohung und mangelnder oder gar fehlender Bewältigungsstrategien überfordert ist, kommt es zu Fehlanpassungen. Dadurch können funktionelle oder manifeste Erkrankungen entstehen. Gleichzeitig existieren aber auch Faktoren, die den Menschen vor Fehlanpassungen schützen: Das Eingebundensein in soziale Strukturen oder ein starker Optimismus haben stressreduzierende Effekte.

Besonders stark stressauslösend sind eine hohe Reizstärke, Neuartigkeit, Unvorhersagbarkeit und fehlende Kontrollmöglichkeiten. Es gibt verschiedene Arten von Stress: einerseits niedrige oder hohe Belastungen und andererseits abhängig von der Dauer einer Belastung, ob akut oder chronisch.

Eine Vernachlässigung in der Kindheit, eine nicht zufriedenstellende Berufstätigkeit, die Pflege eines Angehörigen oder drohende Arbeitslosigkeit beeinflussen die Stressreaktion. Auch eine chronische Erkrankung bedeutet eine lang anhaltende Stressbelastung. Kurzfristige Stressbelastungen sind manchmal banal, wie das Verpassen des Busses oder das Nichtbestehen einer Prüfung. Auch ein Verkehrsunfall gehört dazu. Eine traumatische Erfahrung entsteht erst dann, wenn eine Lebensbedrohung bei einem selbst oder einem anderen und eine starke Furcht, Hilflosigkeit oder Entsetzen bestehen.

Stress kann zur Veränderung der hormonellen Regulation führen, insbesondere die Hypothalamus-Hypophysen-Nebennierenrinden-Achse ist betroffen. Es kommt dadurch zu Störungen bei verschiedenen Hormonen, die basale Hormonproduktion kann sich verschieben und auch die Rückkoppelungsmechanismen können gestört sein. Diese hormonellen Abweichungen gehen mit psychischen Fehlanpassungen einher, die sich als Erschöpfungszustände, Burn-out, funktionelle körperliche Beschwerden oder als psychiatrische Erkrankungen manifestieren.

Stressreaktionen treten bei allen Menschen auf. Allerdings variieren Häufigkeit und Intensität. Die meisten Belastungen werden verarbeitet und ein Gleichgewicht stellt sich wieder ein.

Anpassung oder Überlastung

Nach einer Belastung der physiologischen Systeme kommt es nach dem Abklingen des Stressreizes oder durch eine entsprechende Verarbeitung durch eine Gegenregulation wieder zu einer Rückkehr zum Ausgangspunkt.

Sind dagegen die Belastungen zu hoch oder dauern sie zu lange, dann kommt es zu einer Gegensteuerung, um eine Überlastung zu verhindern. Alle Rezeptoren werden heruntergefahren als Anpassung des Körpers (Down-Regulation). Es ist der Versuch, wieder eine relative Stabilität zu erreichen. Aus Homöostase wird Allostase. Allostase bedeutet das Erreichen von Stabilität durch Änderung – das Prinzip der Anpassung. Eine dauerhafte allostatische Aktivierung als Resultat chronischen Stresses wird auch als allostatische Last oder Überlast bezeichnet. Dies bedeutet, dass der Körper an anderer Stelle Einschränkungen zulassen muss, um eine Bewältigung zu erreichen. Die allostatische Last hängt von einer Vielzahl von Faktoren ab: etwa dem Stressfaktor selbst, persönlichen Vorerfahrungen, genetischen Voraussetzungen oder der persönlichen Stressbelastbarkeit. Das Allostasemodell ist sehr komplex.

Wie erfolgt nun die Steuerung des Nervensystems? Es sind die Botenstoffe oder Neurotransmitter, welche die Steuerung vornehmen. Es gibt einige davon.

Neurotransmitter

Neurotransmitter erzeugen auf chemischem Weg eine Verbindung zwischen zwei Nervenzellen. Diese Verbindungsstelle heißt Synapse. Das elektrische Signal wird in ein chemisches Signal umgewandelt. Dabei schüttet die sendende Zelle (präsynaptisch) den Botenstoff aus, der auf der anderen Seite des Spaltes (postsynaptisch) an den Rezeptoren der empfangenden Zelle bindet. Der Botenstoff ist in den synaptischen Vesikeln gespeichert, kleinen Bläschen, die sich am Ende der Ausläufer der Nervenzelle (Axon) befinden. Mit dieser Form der Übertragung wird Signalen eine Richtung gegeben, was für die Verarbeitung von Informationen in neuronalen Netzwerken wichtig ist. Die Abbildung auf Seite 41 soll dies veranschaulichen.

Zwischen den beiden Nervenenden befindet sich der synaptische Spalt. Die Botenstoffe binden sich nicht irreversibel, sondern lösen sich nach einer Zeit wieder von ihrem Rezeptor. Im synaptischen Spalt werden sie durch besondere Enzyme wieder abgebaut und damit wird ihre Wirkung begrenzt. Bei einigen Neurotransmittern erfolgt kein Abbau, sondern die Neurotransmitter werden wieder in das Axon aufgenommen.

Die über chemische Synapsen übertragenen Signale erfahren auch eine Wertung, denn der Neurotransmitter kann unterschiedlich auf die Zielzelle wirken. Je nach Ausstattung der postsynaptischen Membran, auf die das sendende Neuron Einfluss nimmt, wird entweder eine erregende (exzitatorische) oder eine hemmende (inhibitorische) Wirkung erzielt.

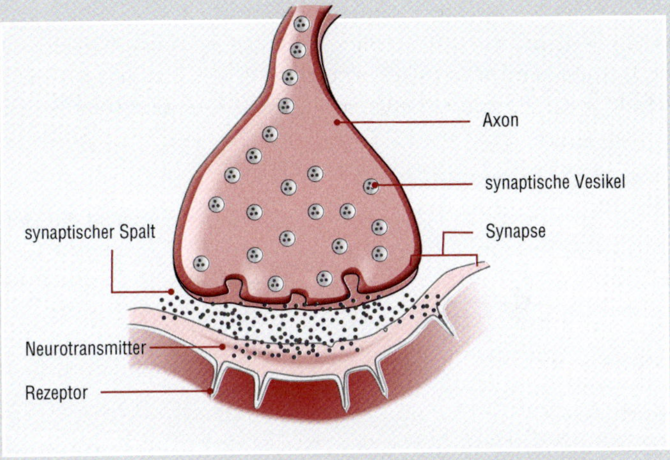

Synapse: Verbindungsstelle zwischen zwei Nervenzellen.

Die Synapse kann durch Giftstoffe blockiert werden. Entweder wird die Freisetzung des Botenstoffes gestört oder der Giftstoff bindet an den Rezeptor der postsynaptischen Membran und behindert die Erregungsübertragung. Substanzen, die eine ähnliche Wirkung wie der Botenstoff besitzen, heißen Agonisten. Antagonisten dagegen blockieren den Rezeptor. Zu den bekanntesten gehören das Pfeilgift Curare und Botulinumtoxin. Die Neurotransmitter können nach Stoffklassen eingeteilt werden. Die wichtigsten Neurotransmitter sind:

Biogene Amine

- Acetylcholin
- Katecholamine wie Dopamin, Noradrenalin und Adrenalin
- Serotonin
- Dimethyltriptamin
- Histamin

Neuropeptide

- Neuropeptid Y
- Endorphine
- Enkephaline
- Substanz P
- Somatostatin
- Insulin
- Glukagon

Aminosäuren (inhibitorisch)

- GABA = Gammaaminobuttersäure
- Glycin
- Beta-Alanin
- Taurin

Aminosäuren (exzitatorisch)

- Glutamat
- Aspartat
- Cystein
- Homocystein

Gase

- Stickstoffmonoxid (NO)
- Kohlenmonoxid (CO)
- Schwefelwasserstoff (H_2S)

Wie wirken diese Neurotransmitter?

Acetylcholin ist einer der wichtigsten Botenstoffe des Menschen, es vermittelt die Erregungsübertragung zwischen Nerven und Muskeln und ist im vegetativen Nervensystem wichtig. Viele kognitive Prozesse sind an Acetylcholin gebunden. So besteht beim Morbus Alzheimer ein Mangel an Acetylcholin, da Acetylcholin produzierende Nervenzellen absterben. Im Körper entsteht Acetylcholin aus aktivierter Essigsäure und Cholin, das durch die Nahrung aufgenommen oder durch bestimmte Aminosäuren gebildet wird.

Dopamin gehört zu den Katecholaminen. Es entsteht aus der Aminosäure Tyrosin. Kofaktor ist Vitamin B6. Derzeit werden fünf verschiedene Dopamin-Rezeptoren unterschieden. D1 verbessert die Durchblutung von Nieren und Darm. D2 spielt eine Rolle bei der Freisetzung von Prolaktin und beim Erbrechen. An diesen Rezeptor bindet Metoclopramid (MCP). D3 ist beim Morbus Parkinson von Bedeutung, D4 und D5 sind bei der Schizophrenie entscheidend. Aus Dopamin entstehen Noradrenalin und Adrenalin und Dopamin spielt eine Rolle bei der Entstehung von Suchterkrankungen.

Die wichtigste Funktion von Noradrenalin ist seine Rolle als Neurotransmitter im Zentral- und vegetativen Nervensystem. Damit unterscheidet sich Noradrenalin vom Adrenalin, welches nur eine untergeordnete Rolle als Neurotransmitter besitzt. Noradrenalin entsteht aus Dopamin, Kofaktoren sind Vitamin C und Kupfer. Es gehört zu den anregenden Botenstoffen und es verbessert die Aufmerksamkeit und die Aktivität. Bei chronischem Stress ist Noradrenalin erhöht.

Adrenalin ist das dritte Katecholamin. Es entsteht aus Noradrenalin und erfordert die B-Vitamine B6, B12 und Folsäure als Kofaktoren. Adrenalin ist das eigentliche Stresshormon, es wird besonders in der Akutphase gebildet. Das in den Nebennieren gebildete Adrenalin kann jedoch die Blut-Hirn-Schranke nicht passieren. Die zentrale Blutdruckregulation wird durch Adrenalin gesteuert. Da Adrenalin das zuletzt gebildete Katecholamin ist, muss es auch einen Abbauweg geben. Zwei Enzyme (COMT und MAO) sind dafür zuständig. Das Endprodukt des Abbaus ist Vanillinmandelsäure.

Serotonin ist auch ein biogenes Amin, zählt jedoch nicht zu den Katecholaminen. Die größte Menge stammt aus dem Magen-Darm-Trakt, die Blut-Hirn-Schranke ist für diese Substanz undurchlässig. Die Biosynthese des Serotonins erfolgt aus der Aminosäure Tryptophan, Kofaktor ist Vitamin B6. Der Abbau erfolgt durch MAO zu Hydroxyindolessigsäure. Eine weiterer Stoffwechselweg führt vom Serotonin zum Melatonin.

Die Wirkung des Serotonins ist sehr komplex. Nicht weniger als 14 verschiedene Rezeptoren stehen zur Verfügung, die in 7 Familien zusammengefasst werden. Serotonin beeinflusst alle Gehirnfunktionen. Die wichtigsten Funktionen, die Serotonin im Gehirn steuert, sind: Stimmungslage, Wahrnehmung, Schlaf, Temperaturregulation, Sensorik, Schmerzempfindung und Schmerzverarbeitung, Appetit, Sexualverhalten und Hormonsekretion. Serotonin fungiert dabei einerseits als Neurotransmitter im synaptischen Spalt. Andererseits wird es diffus über freie Nervenendigungen ausgeschüttet und wirkt auch als Neuromodulator.

Serotonin gilt als das Glückshormon. Ein Mangel führt zu Aggression, Ängsten und Panikreaktionen. Man vermutet, dass Serotonin eine appetithemmende Wirkung hat. Bei übergewichtigen Menschen sind Tryptophan im Blut und der Serotoninspiegel im Gehirn verringert. Auch Schmerzen werden durch Serotonin beeinflusst. Serotonin hat eine hemmende Wirkung auf das Sexualverhalten und die Sexualfunktionen. Es fungiert dabei als Gegenspieler des Dopamins. Die Körpertemperatur wird durch Serotonin mitbeeinflusst. Serotonin ist bei der Fibromyalgie vermindert.

Dimethyltriptamin (DMT) findet sich im Gehirn nur in Spuren. Es ist eigentlich ein Halluzinogen und kommt in verschiedenen Pflanzen vor. Von indigenen Kulturen Südamerikas wird es für visuelle Erlebnisse benutzt. DMT ist eine Substanz, die ähnlich wirkt wie Serotonin (ein Serotonin-Agonist). Es unterliegt dem Betäubungsmittelgesetz und seine Verwendung ist strafbar.

Das biogene Amin Histamin wird aus der Aminosäure Histidin gebildet. Histamin beeinflusst die Freisetzung anderer Botenstoffe, deshalb wird Histamin gerne auch als Modulator bezeichnet. Es beeinflusst Erbrechen und den Schlaf-Wach-Rhythmus. Außerdem scheint Histamin an der Regulation der Körpertemperatur, der zentralen Kontrolle des Blutdrucks und der Schmerzempfindung beteiligt zu sein.

Das Neuropeptid Y ist an verschiedenen Abläufen beteiligt: an der zentralnervösen Steuerung des Hungers und der Angst, der Regulation von Neurotransmittern, der Kontrolle epileptischer Krämpfe, der Blutgefäßkontraktion, der Insulinfreisetzung und der Steuerung der Motilität im Magen-Darm-Trakt.

Endorphine sind „endogene Morphine", also im Körper selbst gebildete Morphine. Sie regeln Empfindungen wie Schmerz und Hunger, stehen in Verbindung mit der Produktion von Sexualhormonen und werden mitverantwortlich gemacht für die Entstehung von Euphorie. Das Endorphinsystem wird auch in Notfallsituationen aktiviert. Endorphine vermitteln ihre Wirkung teilweise über Dopamin und beeinflussen somit auch das Suchtverhalten.

Auch die Enkephaline gehören zu den im Körper selbst produzierten Morphinen. Sie beeinflussen die Schmerzverarbeitung.

Die Substanz P spielt eine Rolle bei der Schmerzübertragung und bei der Steuerung von Entzündungsprozessen. Sie bewirkt unter anderem eine Gefäßerweiterung und eine Steigerung der Gefäßdurchlässigkeit. Substanz P ist bei Fibromyalgie erhöht.

Somatostatin, auch Somatotropin-(release-)inhibiting-Hormon (SIH) genannt, wird aus dem Hypothalamus freigesetzt. Es hemmt die Ausschüttung verschiedener Hormone wie Wachstumshormon (STH), TSH, ACTH und Insulin: Es wird als „Universalbremse des Gehirns" bezeichnet.

Insulin ist auch im Gehirn für die Aufnahme von Glukose in die Nervenzellen wichtig. Insulin beeinflusst den Neurotransmitter Acetylcholin, der bei der Alzheimererkrankung eine Rolle spielt. Auch Gedächtnisfunktionen scheinen mit Insulin in Verbindung zu stehen.

Glukagon beeinflusst das Essverhalten und das Hungergefühl.

Gammaaminobuttersäure (GABA) ist der wichtigste inhibitorische (hemmende) Neurotransmitter des Gehirns. GABA ist eine Aminosäure, die nicht zum Aufbau von Eiweißen verwendet wird, sie bindet an Rezeptoren und öffnet dadurch Ionenkanäle. GABA entsteht aus Glutamat, dem wichtigsten exzitatorischen (erregenden) Neurotransmitter. GABA wirkt zusammen mit Serotonin, Taurin und Theanin, sie verstärken dessen Wirkung. Es hat eine angstlösende, schmerzstillende, entspannende, krampfunterdrückende und blutdruckstabilisierende Wirkung, außerdem eine über Serotonin und Melatonin hinausreichende schlaffördernde Wirkung. Sehr niedrige GABA-Konzentrationen werden bei gravierenden Störungen des Neurotransmitter-Netzwerks, bei Hochdruck, chronischen Schmerzen, irritablem Kolon, prämenstruellem Syndrom, Depressionen, Epilepsie oder Schizophrenie gefunden. Ein GABA-Mangel kann zu Heißhunger auf Süßigkeiten, nächtlichem Schwitzen, schnellem Puls, Gedächtniseinbußen, Ungeduld und Ängsten führen. GABA selbst kann die Blut-Hirn-Schranke nicht passieren.

Glycin oder Aminoessigsäure ist die kleinste und einfachste Aminosäure. Diese Aminosäure kann der Körper selbst herstellen, es ist eine hemmende Aminosäure. Glycin ist im Hirnstamm und im Rückenmark der häufigste Botenstoff und hat einen positiven Einfluss auf den Schlaf, auf das Gedächtnis, das Schmerzempfinden und auf die Sinneseindrücke des Menschen.

Beta-Alanin kann der Körper ebenfalls selbst herstellen. Es ist nicht das normale Alanin, das für den Proteinaufbau verwendet wird. Beta-Alanin stimuliert die Rezeptoren für GABA. Es ist ein GABA-Wiederaufnahmehemmer, fördert so die Aufnahme des im Übermaß Nerven schädigenden Glutamats und trägt so zu einer ausgewogenen Aktivität der beiden Neurotransmitter und zum Schutz des Nervensystems bei.

Taurin ist in Wirklichkeit keine Aminosäure. Es ist ein Abbauprodukt der schwefelhaltigen Aminosäuren Cystein und Methionin. Taurin ist ein Gegenspieler des Glutamats. Es fördert Ruhe und Ausgeglichenheit.

Glutamat ist einer der wichtigsten erregenden Neurotransmitter im zentralen Nervensystem. Sinneswahrnehmung und Gedächtnis werden durch Glutamat gesteuert, auch das Denken wird beschleunigt. Glutamat spielt eine wichtige Rolle bei der Entwicklung einer Demenz. Bei Patienten mit Demenz ist die Glutamatkonzentration erhöht, die Nervenzellen werden dadurch dauererregt und verlieren schließlich ihre Funktionsfähigkeit. Glutamat braucht deshalb Gegenspieler: Der wichtigste ist GABA.

Aspartat ist nicht essenziell und es wird nicht in Eiweiße eingebaut. Gemeinsam mit Glutamat ist Aspartat einer der häufigsten Botenstoffe des Gehirns. Allerdings ist die Wirkstärke nicht ganz so hoch wie die von Glutamat.

Cystein ist eine schwefelhaltige, nicht essenzielle proteinogene Aminosäure. Ein erhöhtes Glutamat-Cystein-Verhältnis bedeutet gleichzeitig, dass es weniger T-Helferzellen gibt. Den Untersuchungen zufolge hat Cystein auch Einfluss auf viele Funktionen des zellulären Immunsystems.

Diese Übersicht wirkt noch sehr statisch. Später werden wir auch die Dynamik der Transmitter kennenlernen.

Zytokine

Zytokine sind Eiweißstoffe (Proteine), die von Zellen des Immunsystems gebildet werden, und als Botenstoffe wirken. Sie regulieren die Immunantwort und steuern die Bildung und Differenzierung von Zellen des Immunsystems. Damit übernehmen sie die Kontrolle über das Immunsystem. Es sind Mediatoren, die entweder in der gleichen Zelle (autokrin), in einer benachbarten Zelle (parakrin) oder aber systemisch in entfernten Zielzellen (endokrin) ein Signal auslösen.

Wie viele Zytokine gibt es?

Etwa 50 verschieden Zytokine wurden bisher gefunden. Sie werden in Interferone (IFN), Interleukine (IL) und Wachstumshormone (koloniestimulierende Faktoren, CSF) unterteilt. Die Interleukine wurden von 1 bis 38 durchnummeriert (IL-1 bis IL-38). Die Interferone und die Tumor-Nekrose-Faktoren erhalten griechische Buchstaben zur Unterscheidung (Interferon alpha bis gamma, Tumor-Nekrose-Faktor alpha und beta).

Zytokine regulieren das angeborene und erworbene Immunsystem. Sie steuern grundlegende Prozesse wie das Wachstum oder die Differenzierung von Zellen. Die Grundprinzipien dabei sind die Erhaltung des Gleichgewichts und die Selbstkontrolle. Sie lösen z. B. Fieber aus. Einige Zytokine aktivieren, andere hemmen das Immunsystem. Sie sind mit den T-Helferzellen (TH) vom Typ TH1/TH2 assoziiert.

Zu den TH1-Zytokinen zählen das Interferon gamma (IFN-γ), Interleukin 2 und 12 (IL-2 und IL-12) und der Tumor-Nekrose-Faktor beta (TNF-β). Die Aktivierung von TH1-Zellen führt zur Beseitigung von Erregern innerhalb einer Zelle. Wenn dieses System nicht funktioniert, kommt es zu einer Neigung zu Infekten oder einer Anfälligkeit für Tumoren.

TH2-Zellen bilden IL-4, IL-5 und IL-10. Dies führt zu einer vermehrten Antikörperproduktion. Gleichzeitig kann es zu allergischen Reaktionen kommen.

Entzündungsverstärkende Zytokine sind TNF-α, IL-1 und IL-6. Antientzündlich ist das Interleukin IL-10.

Wichtig zu wissen ist, dass sich die Rezeptoren für Zytokine nicht nur auf Zellen des Immunsystems befinden, sondern dass auch Nervenzellen und hormonproduzierende Zellen solche Rezeptoren besitzen. Gleichzeitig sind auf Lymphozyten auch Rezeptoren für Hormone und Botenstoffe des Nervensystems vorhanden. Die einzelne Zytokine werden im folgenden Kapitel beschrieben.

Interleukine (IL)

Beschreibung und Eigenschaften	
Interleukin 1 (IL-1)	Ein entzündungsfördernder Signalstoff, der in großen Fresszellen (Makrophagen), Endothelzellen, Fibroblasten und anderen Zellen gebildet wird. Es gibt zwei Formen: IL-1α und IL-1β. Letzteres erzeugt Fieber. Vor allem in der Anfangsphase einer Immunreaktion ist IL-1 nachweisbar.
Interleukin 2 (IL-2)	Ist das wichtigste Signal für die T-Helferzelle. Sie beginnt sich durch IL-2 zu teilen. Dieses Zytokin gehört auch zu den Lymphozyten-Wachstumsfaktoren. Es regt die Produktion von IL-4 und IL-5 an. Auch B-Zellen und NK-Zellen vermehren sich.
Interleukin 3 (IL-3)	Stimuliert die Blutbildung. Es wird deshalb nach Chemotherapien eingesetzt.
Interleukin 4 (IL-4)	Hat entzündungshemmende Eigenschaften. Es fördert die TH2-Antwort.
Interleukin 5 (IL-5)	Fördert die Bildung von eosinophilen Granulozyten und damit die TH2-Antwort.
Interleukin 6 (IL-6)	Wird vermehrt am Anfang einer Entzündungsreaktion gebildet. Es steigert die Entzündung und wird als typisches Entzündungszytokin angesehen. Il-6 wird bei Stress vermehrt gebildet.

Interleukin 7 (IL-7)	Fördert Gedächtniszellen.
Interleukin 8 (IL-8)	Verstärkt die Entzündungsreaktion. Abwehrzellen werden angelockt und am Ort der Entzündung festgehalten.
Interleukin 9 (IL-9)	Fördert Mastzellen, die ihrerseits Histamin einsetzen. Eine Überproduktion fördert Asthma bronchiale.
Interleukin 10 (IL-10)	Ein Zytokin, das Entzündungen unterdrückt. Fresszellen werden gehemmt. Somit wird eine überschießende Entzündungsreaktion unterdrückt und das Gleichgewicht wieder hergestellt. Es ist das dominierende Zytokin der TH2-Immunantwort. Es fördert die Produktion von Antikörpern durch Plasmazellen.
Interleukin 11 (IL-11)	Wirkt ebenfalls antiinflammatorisch und verhindert eine überschießende Entzündungsreaktion. Es ist wie IL-10 wichtig für das Gleichgewicht im Immunsystem.
Interleukin 12 (IL-12)	Fördert die TH1-Immunantwort und damit die zelluläre Abwehr. Es wirkt proinflammatorisch. Die Produktion anderer Zytokine wie Interferon-γ wird angeregt.
Interleukin 13 (IL-13)	Fördert die Bildung von B-Lymphozyten und Fresszellen werden unterdrückt. Es unterstützt die TH2-Antwort.
Interleukin 14 (IL-14)	Fördert ebenfalls die Bildung von B-Lymphozyten.
Interleukin 15 (IL-15)	Fördert die Bildung von Killerzellen.
Interleukin 16 (IL-16)	Spielt eine Rolle bei der Entstehung von Autoimmunerkrankungen. Bei HIV-Patienten zeigt IL-16 die Schwere der Erkrankung an.
Interleukin 17 (IL-17)	Ist das typische Zytokin beim TH17-Zelltyp – eine neu entdeckte Reaktionsform des Immunsystems. Es fördert die Entzündung, wobei es zu Gewebeschädigungen kommt. IL-17a ist bei Fibromyalgie erhöht.
Interleukin 18 (IL-18)	Nimmt eine Zwischenstellung ein, weil es sowohl die TH1- als auch die TH2-Antwort verstärken kann. Es spielt eine Rolle bei der Entstehung der rheumatoiden Arthritis.
Interleukin 19 (IL-19)	Ist in seiner Funktion noch wenig erforscht. Greift aber ebenfalls in den Entzündungsprozess ein.
Interleukin 20 (IL-20)	Spielt eine Rolle bei Entzündungen an der Haut.

Interleukin 21 (IL-21)	Fördert die Bildung von Interferon-γ. Virusinfizierte Zellen und Krebszellen werden dadurch abgetötet.
Interleukin 22 (IL-22)	Ist an der Entstehung der Schuppenflechte beteiligt. Es fördert die Entzündung in der Akutphase einer Infektion.
Interleukin 23 (IL-23)	Verstärkt die TH1-Antwort und fördert die Bildung von Interferon-γ. Es ist beteiligt bei verschiedenen Autoimmunerkrankungen wie rheumatoider Arthritis, Multipler Sklerose und Morbus Crohn. Es scheint die Wirkung von IL-12 abzuschwächen.
Interleukin 24 (IL-24)	Unterdrückt das Tumorwachstum.
Interleukin 25 (IL-25)	Induziert die TH2-Antwort und stimuliert IL-4, IL-5 und IL-13.
Interleukin 26 (IL-26)	Ist noch wenig untersucht.
Interleukin 27 (IL-27)	Reagiert sehr rasch auf das Eindringen von Erregern in den Körper und löst damit eine frühe TH1-Antwort aus.
Interleukin 28 (IL-28)	Tötet virusinfizierte Zellen ab.
Interferon 29 (IL-29)	Ist in seiner Wirkung vergleichbar mit IL-28.
Interferon 30 (IL-30)	Löst eine sehr frühe TH1-Antwort aus.
Interferon 31 (IL-31)	Löst Juckreiz und Hautveränderungen aus. Gleichzeitig kann Haarausfall auftreten.
Interferon 32 (IL-32)	Regt die Bildung von TNF-α, IL-8 und anderen Zytokinen an.
Interleukin 33 (IL-33)	Verstärkt die TH2-Antwort durch Stimulation von IL-4, IL-5 und IL-13.
Interleukin 34 (IL-34)	Aktiviert Monozyten.
Interleukin 35 (IL-35)	Unterdrückt die Immunantwort.
Interleukin 36 (IL-36)	Spielt eine Rolle bei der Vermehrung von Zellen, besonders in der Haut.
Interleukin 37 (IL-37)	Ist noch wenig erforscht.
Interleukin 38 (IL-38)	Ist ebenfalls noch wenig erforscht.

Interleukin 6 (IL-6), das Stress-Zytokin

Interleukin 6 heißt es heute, aber dieser Stoff hatte zuvor viele andere Namen wie leberzell-stimulierender Faktor oder B-Zell-Differenzierungs-Faktor. Diese Substanz ist das typische Entzündungszytokin. Es wurde 1984 entdeckt. Es ist ein Eiweißstoff mit 184 Aminosäuren. Ein wichtiges Merkmal dieses Zytokins ist seine Beteiligung an verschiedenen biologischen Prozessen. Interleukin 6 löst Fieber aus. Im Blut ist Interleukin 6 in wenigen Minuten wieder abgebaut.

Interleukin 6 wird erst nach Stimulation von TNF-α freigesetzt. Es wird in den Fresszellen (Makrophagen) gebildet, aber auch von verschiedenen Geweben. IL-6 ist ein Akute-Phase-Protein und ein Leukozyten stimulierender Faktor. IL-6 führt zu einer Erhöhung des C-reaktiven Proteins (CRP). Bei Infekten steigt es sehr stark an.

CRP ist die „Brücke" von der Fresszelle zum Erreger. Jetzt kann der Erreger von der Fresszelle aufgenommen werden. IL-6 steigert die Ausschüttung vom Kortisol, Wachstumshormon und Adrenalin. Besonders hoch ist IL-6 bei einer Blutvergiftung (Sepsis). Dabei kann es auf das 1000-Fache erhöht sein. IL-6 ist ein proinflammatorisches Zytokin und erhöht TH2 durch Unterdrückung der TH1-Immunantwort. Dieses Zytokin ist verantwortlich für den TH1/TH2-Shift bei Stress.

Aber auch durch Muskelarbeit wird IL-6 stark erhöht. Il-6 hemmt die TH1-Immunfunktion. Es stört damit die zelluläre Immunabwehr.

Chronischer Stress erhöht IL-6. Damit verbunden ist eine Alterung des Immunsystems. Natürliche Killerzellen zeigen eine verminderte Aktivität. Die Folgen sind eine Infektanfälligkeit, eine Reaktivierung des Epstein-Barr-Virus (Pfeiffer'sches Drüsenfieber) und vermehrte Atemwegsinfektionen.

IL-6 und CRP sind bei vielen Gesundheitsproblemen, gerade im Alter, beteiligt, nämlich bei:

- Bluthochdruck
- koronarer Herzkrankheit
- Schlaganfall
- Osteoporose
- Arthritis
- Diabetes mellitus Typ 2
- Krebs
- Demenz

IL-6 steigt im Lauf des Lebens an. Dadurch kommt es zu einer Verschiebung zu TH2 durch eine Hemmung von TH1 (TH1/TH2-Shift).

Interferone (IFN)

Interferon alpha (IFN-α) wirkt antiviral, antiproliferativ und verstärkt die MHC-Expression. MHC heißt übersetzt „Hauptgewebeverträglichkeitskomplex". Das sind ganz spezielle Eiweiße, die dem Immunsystem zeigen, ob es sich um körpereigene Strukturen handelt oder nicht. IFN-α verhindert, dass Viren auf nichtinfizierte Zellen übergreifen können, es hemmt die Virusvermehrung. Gebildet wird IFN-α in Monozyten.

Interferon beta (IFN-β) hat eine Wirkung, die dem IFN-α entspricht. Es wird aber in Bindegewebszellen gebildet.

Interferon gamma (IFN-γ) fördert die TH1-Antwort und hemmt die TH2-Anwort. Es aktiviert Fresszellen und bekämpft Tumoren. Gebildet wird es von T-Lymphozyten.

Tumor-Nekrose-Faktoren

Tumor-Nekrose-Faktor alpha und beta (TNF-α, TNF-β) haben vielfältige Eigenschaften. Sie aktivieren die Hypothalamus-Hypophysen-Nebennierenrinden-Achse, lösen Fieber aus und unterdrücken den Appetit. Sie stimulieren Fresszellen und bremsen das Tumorwachstum.

Wachstumshormone

Granulozyten-koloniestimulierender Faktor (G-CSF) fördert die Bildung von Granulozyten (Untergruppe weißer Blutkörperchen) im Knochenmark.

Granulozyten-Makrophagen-koloniestimulierender Faktor (GM-CSF) fördert zusätzlich die Bildung von großen Fresszellen (Makrophagen) wie Monozyten.

Makrophagen-koloniestimulierender Faktor (M-CSF) wirkt ähnlich.

Transformierende Wachstumsfaktoren (TGF-α und TGF-β) unterdrücken die Immunantwort und wirken antientzündlich.

NF-kappa-B (NF-κB) reguliert ebenfalls die Immunantwort. Die Abkürzung bedeutet Nuklear Faktor kappa B. Diese Substanz ist ein Transkriptionsfaktor. Es handelt sich um einen Eiweißstoff, der in allen Zellen und Geweben vorkommt. Er kann Gene aktivieren und die Bildung von Zytokinen anregen. Damit spielt er eine zentrale Rolle bei der Entstehung einer Entzündungsreaktion. Seine Wirkung ist rasch. Interessant ist, dass bestimmte Nahrungsmittel und Pflanzenextrakte – wie zum Beispiel Knoblauch, Zwiebeln, Quercetin und Kurkuma, aber auch Gingko biloba und grüner Tee – seine Bildung unterdrücken können.

Zytokine bilden also ein Netzwerk, mit dessen Hilfe Zellen und Gewebe auf Signale von außen reagieren können, mit dem Ziel, die Stabilität des Körpers zu erhalten oder wiederherzustellen. Sowohl bei akuten als auch bei chronischen Krankheitsprozessen sind sie aktiv. Zunehmend wird ihre Bedeutung erkannt und es werden Messungen vorgenommen, deren Ergebnisse dann in die Diagnostik und Therapie einfließen.

Verbindung von Hormon-, Immun- und Nervensystem

Bei jeder Entzündung, ob einer akuten oder chronischen, werden immer alle drei Systeme aktiviert. Bei einer Bedrohung alarmieren die großen Fresszellen (Makrophagen) durch Ausschüttung der Zytokine TNF-α, IL-1 und IL-6 zunächst das gesamte Immunsystem, dann das Nervensystem mit Fieber, Müdigkeit und Appetitlosigkeit und gleichzeitig auch das Hormonsystem, insbesondere die Nebennieren.

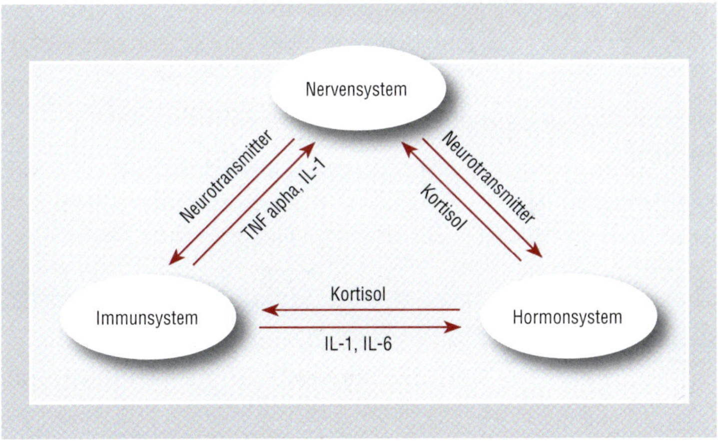

Aber es geht noch weiter. Die Zytokine haben Einfluss auf weitere Organe und Organsysteme. Die nachfolgende Tabelle gibt eine Übersicht.

Zytokine	Organsystem	Organbeteiligung
TNF-α IL-1 IL-6 IL-10 IFN-γ	Immunsystem	weitere Aktivierung von Abwehrzellen, Verstärkung der Entzündung
	Gefäße	Verschlechterung der Durchblutung, Arterioskleroserisiko steigt
	Hormone	Anstieg von Kortisol und ACTH, Abfall der Sexualhormone
	Mitochondrien	nitrosativer Stress, ATP-Abfall, NF-κB-Anstieg
	Nervensystem	Fieber, Appetitlosigkeit, Müdigkeit, Depression (Aktivität der IDO (Indolamin-2,3-Dioxygenase) steigt an)
	Fettgewebe	Freisetzung von Fettsäuren
	Muskulatur	Muskelschmerz
	Haut/Schleimhäute	Gewebsabbau
	Knochen	Osteoporose

Hypothalamus-Hypophysen-Nebennierenrinden-Achse (HHNA)

Die Hormone der Hypothalamus-Hypophysen-Nebennierenrinden-Achse (HHNA) reagieren auf physische und psychische Belastungen. Bei Stress versucht jeder Mensch, diesen zu bewältigen und wieder auszugleichen. Diese Fähigkeit, durch Selbstregulation den gesunden Ausgangszustand wieder zu erreichen, spiegelt sich in der Hormonfreisetzung der HHNA wider (siehe auch Kapitel Hormonsystem).

Das Corticotropin-releasing-Hormon (CRH), das durch Impulse aus dem limbischen System und durch Zytokine wie TNF-α, IL-1 und IL-6 stimuliert wird, hat als Botenstoff des Hormonsystems bei Stressbelastungen wichtige Aufgaben. Die Freisetzung von ACTH aus der Hypophyse ist in höchstem Maße von CRH abhängig, dem Steuerhormon aus dem Hypothalamus, das damit ACTH übergeordnet ist. Nach der Freisetzung stimuliert ACTH an der Nebennierenrinde die Produktion und Freisetzung von Kortisol. Dieses Kortisol muss dann im Sinne eines Rückkoppelungsmechanismus wieder eine Rückkehr zum Ausgangszustand einleiten.

Die Stimulation von ACTH erfolgt nicht nur über CRH, sondern auch über die Neurotransmitter Noradrenalin, Serotonin und Acetylcholin. Dopamin und GABA hemmen diese Achse.

Hypothalamus-Hypophysen-Gonaden-Achse (HHGA)

Die Hypothalamus-Hypophysen-Gonaden-Achse (HHGA) ist vom Wirkungsprinzip her mit der HHNA vergleichbar. Auch hier gibt es eine negative Rückkoppelung. GnRH (Gonadotropin-Releasing-Hormon) hat hier die Rolle des CRH. Es wirkt ebenfalls auf die Hypophyse und setzt anstelle von ACTH zwei andere Hormone, nämlich LH und FSH, frei. Dabei wird GnRH durch 18 Impulse täglich freigesetzt. So oft werden an einem Tag die Hormonspiegel gemessen und korrigiert.

Es sollen nun die Einflüsse der verschiedenen Systeme aufeinander dargestellt werden.

Hormonsystem und Immunsystem

Kortisol hat eine starke entzündungshemmende Wirkung auf das Immunsystem. Entzündungsauslösende Zytokine wie TNF-α, IL-1, IL-6 und IFN-γ werden durch Kortisol vermindert und entzündungshemmende Zytokine wie IL-4 und IL-10 steigen an. Dadurch wird auch die T-Zell-Aktivierung beeinflusst, sie wird unterdrückt.

Die Auswirkungen der Geschlechtshormone auf das Immunsystem sind nicht klar definiert. Frauen haben häufiger Autoimmunerkrankungen, was schon lange bekannt ist. Aber was ist die genaue Ursache? Die weißen Blutkörperchen tragen Rezeptoren für Östrogen, das stimulierend auf die Antikörperproduktion wirkt und für Testosteron, das dagegen hemmend wirkt. Zur Klärung der Geschlechtsunterschiede im Hinblick auf die Immunfunktion existiert noch ein großer Forschungsbedarf.

Immunsystem und Hormonsystem

Zytokine beeinflussen die Hypothalamus-Hypophysen-Nebennierenrinden-Achse (HHNA) auf allen Ebenen. Es sind dies IL-1,IL-2, Il-6,

TNF-α und INF-γ. Besonders bemerkenswert ist IL-6. Es steigt bei chronischer Stressbelastung stark an. Es regt die Bildung von Lymphozyten an und ist Bestandteil der Abwehrreaktion in der Akutphase. IL-6 stimuliert besonders stark die HHNA. Es reichert sich im Hypothalamus und in der Hypophyse an. Die ACTH-Ausschüttung aus der Hypophyse wird dadurch verstärkt. Die Stimulation der HHNA ist ein wesentlicher Bestandteil der Entzündungsreaktion.

Bei der HHGA, Hypothalamus-Hypophysen-Gonaden-Achse, ist nicht bekannt, ob hier Zytokine Einfluss nehmen. Es wird aber vermutet, insbesondere in der Schwangerschaft.

Hormonsystem und Nervensystem

Hormonsystem und Nervensystem benutzen teilweise dieselben Hormone wie z. B. Noradrenalin und Adrenalin. Diese Verbindung ist besonders gut an den Nebennieren zu beobachten. Die Nebennierenrinde ist Teil des Hormonsystems, das Nebennierenmark dagegen gehört zum Nervensystem und wird durch Nerven des vegetativen Nervensystems, etwa durch den Nervus splanchnicus stimuliert und schüttet dann Adrenalin und Noradrenalin aus. Auch Kortisol hat Einfluss auf diese Systeme. Die Bildung von Adrenalin aus Noradrenalin wird durch Kortisol reguliert.

Nervensystem und Hormonsystem

Der Ablauf einer Stressreaktion wird vom Gehirn ausgelöst und durch Neurotransmitter reguliert. Die Ausschüttung von Noradrenalin steht dabei ganz im Vordergrund. Über die HHNA kommt es zu einem Anstieg des Kortisols.

Nervensystem und Immunsystem

Zu allen Immunorganen ziehen Nervenfasern des vegetativen Nervensystems, insbesondere des Sympathikus. Wieder ist Noradrenalin im Spiel. Das sympathische Nervensystem beeinflusst die Immunzellen auf unterschiedliche Weise. Das angeborene Immunsystem wirkt unspezifisch, aber schnell auf Erreger. Dabei wird die Aktivität von Fresszellen durch Noradrenalin gehemmt. Dagegen werden natürliche Killerzellen verstärkt. Das erworbene Immunsystem scheint durch eine Stimulation des Sympathikus sowohl stimuliert als auch gehemmt zu werden. Dabei entsteht normalerweise eine Balance aus zellulären T-Helferzellen (TH1) und Antikörper produzierenden T-Helferzellen (TH2). Das sympathische Nervensystem hemmt TH1 und aktiviert TH2. Dadurch überwiegt schließlich die Antikörper produzierende Immunantwort.

Immunsystem und Nervensystem

Der Vagus-Nerv, Bestandteil des parasympathischen Nervensystems, übermittelt Informationen an das Gehirn, nimmt Entzündungen wahr und löst Fieber aus. Die Blut-Hirn-Schranke lässt Zytokine wie IL-6 passieren, aber IL-6 entsteht auch im Gehirn.

Immer reagieren alle Systeme zusammen, eine isolierte Betrachtung ist nicht möglich. Ist dieses Gleichgewicht gestört, treten Krankheitserscheinungen auf.

Genetik

Es gibt kein Gen für Intelligenz oder Rücksichtslosigkeit. Gene kodieren nicht für Verhaltensweisen, sondern für Eiweißstoffe (Proteine), die bestimmte Bereiche des Nervensystems steuern. Im Zusammenspiel mit Umweltfaktoren beeinflussen unsere Gene die Hormonsekretion, die Empfindlichkeit von Rezeptoren oder auch Entzündungsprozesse. Die genetische Forschung hilft zu erklären, warum unter scheinbar gleichen Verhältnissen, Reaktionen und Verhaltensweisen unterschiedlich ausfallen. Gerade im Gehirn haben subtile genetische Unterschiede bedeutsame Effekte auf das Verhalten. Die genetische Forschung verzeichnet eine ungeheure Zunahme an Erkenntnissen.

Unterschiede in der Ausprägung von Messgrößen sind ganz erheblich auf genetische Variationen zurückzuführen. Das zeigt sich zum Beispiel bei der Tagesproduktion von Stoffwechselenzymen. Bei jedem Menschen ist dies unterschiedlich. Diese Informationen sind in den DNA-Molekülen gespeichert. Die Doppelhelixstruktur der DNA entsteht durch eine Verdrillung des Doppelstrangs. Zusammen mit Bindungsproteinen werden dadurch die Chromosomen gebildet. Im Zellkern des Menschen befinden sich 23 Chromosomenpaare, von denen pro Paar jeweils eines von der Mutter und eines vom Vater stammt.

Die meisten Variationen entstehen während der DNA-Vervielfachung und der DNA-Reparatur, dabei können falsche Informationen wieder repariert und damit korrigiert werden. Varianten mit einem unmittelbaren Effekt auf die Funktion eines Gens werden als Mutanten bezeichnet, Veränderungen mit einem nur geringen Effekt heißen Polymorphismen.

Durch genetische Variation entstehen Eiweiße mit veränderten Funktionen, diese machen allerdings nur einen geringen Teil aus. Ein Großteil der Variationen führt hingegen zu Unterschieden bei der Genexpression. Hierbei handelt es sich nicht um Variationen, die zu unterschiedlichen Eiweißen führen, sondern zur Bildung des gleichen Proteins.

Familien- und Zwillingsstudien

Um diese Effekte zu betrachten, werden Familienstudien durchgeführt. Weisen zwei Personen keine genetische Ähnlichkeit auf, ist die Übereinstimmung Null. Dies schließt aber nicht aus, dass diese Personen aufgrund von Umwelteinflüssen in einem Merkmal eine überdurchschnittliche Ähnlichkeit aufweisen können, nämlich durch gleiche frühkindliche Erfahrungen. Genetisch verwandte Personen haben jedoch häufiger Übereinstimmungen bei den Genen als nicht verwandte Individuen.

Auch Zwillingsstudien spielen eine Rolle. Eineiige Zwillinge entstehen, wenn sich eine befruchtete Eizelle vor der Einnistung in die Gebärmutterschleimhaut teilt. Beide Individuen sind also genetisch identisch. Wenn mehr als eine Eizelle freigesetzt wird und diese dann von verschiedenen Spermien befruchtet werden, dann entstehen zweieiige Zwillinge. Genetisch unterscheiden sich diese Zwillinge nicht von normalen Geschwistern. Zwillinge unterschiedlichen Geschlechtes sind immer zweieiig.

Zwillingsstudien konnten zeigen, dass die Ausbildung von Merkmalen genetischen Faktoren unterliegt. Die Gene, die dafür verantwortlich sind, bleiben aber unbekannt. Mit hoher Wahrscheinlichkeit haben viele Gene nur einen jeweils kleinen Effekt auf die Ausprägung eines Merkmals. Lebensalter, Geschlecht und Umweltfaktoren spielen dabei eine Rolle.

Die Regulation der Hypothalamus-Hypophysen-Nebennierenrinden-Achse (HHNA) ist nun auch ins Blickfeld der Genetiker gerückt: Sie überprüfen, ob genetische Faktoren von Bedeutung sind. Diese Achse ist deshalb so interessant, da die Regulation des Kortisols über die gesamte Lebensspanne von Bedeutung ist.

Auf allen Ebenen der Stressregulation lassen sich ausgeprägte Unterschiede zwischen Individuen beobachten. Dies gilt sowohl für Persönlichkeitseigenschaften und Reaktionsweisen als auch für psychische und biologische Reaktionen auf akuten Stress und ihre nachfolgenden Erkrankungen. Genetische Faktoren für diese Phänomene sind offensichtlich.

Von besonderer Bedeutung für die neuere Forschung war, dass die sogenannte Kortisolaufwachreaktion, also der morgendliche Kortisolspiegel zum Zeitpunkt des Aufwachens, genetisch beeinflusst wird. Die Variabilität der Kortisolspiegel im Tagesverlauf dagegen wird stärker von Umweltfaktoren beeinflusst.

Durch Untersuchungen an Zwillingen konnte gezeigt werden, dass eindeutig genetische Faktoren für die Regulation der Achse Hypothalamus-Hypophyse-Nebennierenrinde verantwortlich sind, obwohl die Achse auch ein hochdynamisches, auf wechselnde Umwelteinflüsse reagierendes biologisches System ist.

Von besonderem Interesse sind Studien an Rezeptoren, die Kortisol binden können, weil dadurch die Regulation der HHNA beeinflusst wird. Von diesen Rezeptoren gibt es genetische Varianten. Sie werden als GR(Glukokortikoid-Rezeptor)-Genpolymorphismen bezeichnet. Und in der Tat, es gelang der Nachweis, dass dadurch die HHNA-Regulation beeinflusst wird. Daneben spielen auch weitere Rezeptoren eine Rolle wie der Mineralokortikoid-Rezeptor (MR) oder der ACTH-Rezeptor und die Endorphine (endogene Morphine). Darauf soll aber nicht weiter eingegangen werden.

Die Psychoneuroimmunologie selbst ist eine neue Wissenschaft. Es kann daher nicht überraschen, dass die Genetik dazu noch in den Anfängen steckt.

Rhythmen bestimmen unser Leben

Biologische Rhythmen wurden erst ab der Mitte des letzten Jahrhunderts eingehend untersucht. Sie stellen eine ideale Anpassung des Organismus an seine Umgebung dar. Diese Rhythmen werden unterteilt in:

Rhythmusart	Länge	Vorkommen
Zirkannual	1 Jahr	Brunftzeit bei Tieren
Infradian	länger als 1 Tag	Menstruationszyklus
Zirkadian	etwa 1 Tag	Tag-Nacht-Rhythmus
Zirkatidal	einen halben Tag	Ebbe und Flut
Ultradian	mehrmals täglich	Hormonfreisetzung, Schlaf

Zirkadiane Rhythmen

Sämtliche physiologischen Parameter zeigen eine zirkadiane Rhythmik. Die wichtigsten Hormone wie Kortisol, Testosteron oder auch die Steuerhormone LH und FSH der Eierstöcke der Frau haben ihren Höchstwert unmittelbar nach dem Aufwachen und flachen dann während des Tages ab. Nach dem Aufstehen steigen Blutdruck und Puls an. Auch das Verdauungssystem beginnt jetzt verstärkt mit seiner Tätigkeit. Das salzbewahrende System mit Aldosteron als wichtigstem Hormon arbeitet jetzt vermehrt. Auch die Gehirnleistung verbessert sich. Das Kurzzeitgedächtnis arbeitet am späten Vormittag am besten, die Sprachfähigkeit ist dagegen erst am Nachmittag in Höchstform. Das Immunsystem startet durch, deshalb sind Rheumaschübe und Allergien am Morgen besonders häufig. Schlaganfälle und Herzinfarkte treten am späteren Vormittag am häufigsten auf. Das vegetative Nervensystem arbeitet zu dieser Zeit auch am intensivsten. Magen- und Darmstörungen sind dagegen nachmittags häufiger. Die Leber arbeitet gegen Abend am besten,

Alkohol wird jetzt schneller abgebaut als am Vormittag. Die Magensäureproduktion nimmt immer mehr zu und erreicht gegen Mitternacht den Höhepunkt. Gegen 20 Uhr beginnt die Zirbeldrüse erstmals etwas Melatonin, das Schlafhormon, auszuschütten. Das Maximum wird dann um 2 Uhr erreicht sein. Kortisol hat jetzt seinen Tiefstand, Wachstumshormon, TSH und Prolaktin hingegen haben ihre höchsten Werte. Die meisten Asthmaanfälle treten am frühen Morgen auf. Langsam beginnt ein neuer Tag und alles fängt wieder von vorne an.

Was ist die innere Uhr?

Schon lange wird rhythmisches Verhalten von Organismen erforscht. Der Vogelflug oder die Blütenöffnung wurden als Erstes beobachtet. In der neueren Zeit kam dann das „Bunkerexperiment" von Aschoff hinzu. Versuchspersonen hielten sich einige Wochen lang in einem Bunker auf und hatten keine Möglichkeit, sich an der Tageszeit zu orientieren. Sie lebten so nach eigenen Zyklen. Bei diesem Experiment konnte gezeigt werden, dass Menschen einen endogenen Rhythmus besitzen und er ist überraschenderweise nicht genau 24 Stunden lang, sondern etwas länger, nämlich etwa 25 Stunden. Es gibt also eine „innere Uhr". Diese Uhr muss allerdings täglich an äußeren Zeitgebern justiert werden, sodass dann erst der 24-Stunden-Rhythmus entsteht. In Fruchtfliegen konnte sogar ein Gen entdeckt werden, das für diese innere Uhr zuständig ist. Eine Mutation dieses Gens führte zu Störungen der zirkadianen Rhythmik. Auf den Menschen übertragen, muss man annehmen, dass es Erkrankungen geben muss, die durch eine gestörte zirkadiane Steuerung ausgelöst werden.

Tag-Nacht-Rhythmus

Für uns Menschen hat der Tag-Nacht-Rhythmus eine besondere Bedeutung. Hier ist auch am deutlichsten die zirkadiane Rhythmik ersichtlich. Der Mensch schläft innerhalb von 24 Stunden 5 bis 10 Stunden und dies normalerweise nachts. Es wird vermutet, und dies haben die Bunkerexperimente ergeben, dass der Mensch eigentlich biphasisch angelegt ist. d. h., dass beim Menschen zwei Phasen fürs Schlafen vorgesehen sind:

Ein kurzer Mittagsschlaf kommt zum Nachtschlaf hinzu. Dass sich die Konzentration um die Mittagszeit verschlechtert, spricht ebenfalls dafür.

Auch während des Schlafens finden zyklische Vorgänge statt. Dies zeigen vier Schlafstadien, die sich etwa alle 90 Minuten wiederholen. Am Beispiel „Schlafen" erkennt man, dass sich verschiedene Rhythmen innerhalb eines Organismus überlagern können. Der Tag-Nacht-Rhythmus ist zirkadian, die Schlafzyklen sind ultradian. Möglicherweise verlaufen diese 90-minütige Zyklen in anderer Form auch tagsüber weiter – als Wechsel von Anspannung und Entspannung. Schlaf oder Entspannung sind Zeiten der Regeneration und der Reparatur. Auch das Einsparen von Energie könnte eine Rolle spielen. Vielleicht dient der Schlaf auch zum Verarbeiten von Informationen aus dem Wachzustand.

Morgen- und Abendmenschen

Menschen zeigen in ihrer Tagesstruktur, was also Wachzustand oder Schlafzustand anbelangt, große Unterschiede. Man unterscheidet den frühen und den späten Chronotyp, also den „Morgen"- oder „Abendmenschen", bedingt durch Unterschiede in den dafür verantwortlichen Genen. Die innere Uhr dieser Menschen tickt unterschiedlich. Der Morgenmensch verfügt nach dem Aufstehen über mehr Kortisol als der Abendmensch, der aber hat dann zu einem späteren Zeitpunkt, nämlich abends, höhere Kortisolspiegel als der Morgenmensch.

Auch Unterschiede bei der Körpertemperatur spielen eine Rolle. Der Morgentyp zeigt einen früheren Anstieg der Körpertemperatur, in der Nacht sind dann die Werte entsprechend niedriger. Dadurch entstehen Unterschiede für den Tagesbeginn. Der Abendmensch braucht länger, um einzuschlafen und weist deshalb meist ein chronisches Schlafdefizit auf.

Im Laufe des Lebens verändern sich die Chronotypen. Ein Kind weist zunächst einen frühen Chronotyp auf, in der Pubertät kommt es dann zur Verschiebung zum späten Chronotyp. Im zweiten Lebensjahrzehnt kommt dann zunehmend der frühe Chronotyp wieder zum Vorschein. Dies bedeutet das Ende der Adoleszenz. Wenn Jugendliche bis in den frühen Morgen hinein feiern, bedeutet dies eine Verschiebung des zirkadianen Rhythmus in die Nacht. Frauen haben früher ihre maximale Verschiebung zum Spättyp als Männer. Und Männer sind dagegen häufiger Spättypen als Frauen. Nach der Menopause verwischt sich dieser Unterschied wieder. Auch in der Chronobiologie besteht ein Einfluss der Hormone, die eine starke Altersabhängigkeit zeigen.

Regulation der inneren Uhr

Der zirkadiane Rhythmus stellt ein inneres Uhrwerk dar, gesteuert durch Gene, diese werden auch Clock-Gene genannt. Sie werden durch das Gehirn synchronisiert. Die zirkadiane Rhythmik beruht auf Oszillatoren, also sich ständig wiederholenden Schwingungen, die durch äußere Reize mit der Umwelt kommunizieren. Das Tageslicht ist ein sehr starker Impulsgeber. Dieses System kann durch künstliches Licht, Flüge über Zeitzonen (Jetlag) oder durch Schichtarbeit gestört werden. Während der Umstellung fühlen wir uns müde, die Leistungsfähigkeit sinkt. Am neuen Ort sind wir noch nicht mit der dortigen Umwelt synchronisiert.

Eine große Bedeutung für die Regulation des zirkadianen Rhythmus hat der Nukleus suprachiasmaticus (SCN). Er liegt paarweise oberhalb der Sehnervenkreuzung im Hypothalamus. Es gilt inzwischen als gesichert, dass die „Master-Clock", das heißt die „innere Uhr" der Säugetiere, in diesem Gebiet lokalisiert ist. Verletzungen dieser Struktur führen zum Verlust des rhythmischen Verhaltens, beispielsweise des Tag-Nacht-Rhythmus. Allerdings fallen nicht alle Rhythmen unter die Kontrolle des SCN. Man kann daher davon ausgehen, dass noch andere innere Uhren existieren, welche parallel arbeiten oder auch vom SCN beeinflusst werden können.

Der SCN kontrolliert unterschiedliche Rhythmen eines Organismus, wie die Körpertemperatur, die Hormonausschüttung, Ruhe und Aktivität, Zellteilung und vieles mehr. Es gibt unterschiedliche Informationsmöglichkeiten, etwa über Nervenverbindungen oder chemische Botenstoffe. Der SCN steht sowohl mit der Hypophyse (Hirnanhangsdrüse) als auch mit der Epiphyse (Zirbeldrüse) in Verbindung. In der Epiphyse wird bei Dunkelheit das Schlafhormon Melatonin gebildet.

Das bedeutet, dass Melatonin dem Organismus Informationen über die Tageszeit zukommen lässt. Es ist außerdem von Bedeutung, dass eine Verbindung zwischen dem SCN und dem Immunsystem besteht – die Zytokine INF-γ und IL-6 werden hierüber besonders beeinflusst.

Schlafzeiten und Aktivität sind Zeitgeber, an denen sich auch die innere Uhr orientiert. Festgelegte Arbeitszeiten können jedoch der inneren Uhr widersprechen. Wer immer zu einer bestimmten Zeit aufstehen muss, arbeitet womöglich gegen seine innere Uhr. Es ist nachgewiesen, dass nur wenige Menschen ausgesprochene Morgentypen sind. Bei den meisten Menschen entsteht durch das frühe Aufstehen ein „chronisches Jetlag". Am Wochenende muss dann das Schlafdefizit nachgeholt werden.

Aber es gibt noch viel dramatischere Folgeerscheinungen. In vielen Bereichen wie in Krankenhäusern oder Sicherheitseinrichtungen wird im Schichtbetrieb Tag und Nacht gearbeitet. Die Liste der Menschen, die auch nachts arbeiten müssen, wird immer länger, der Anteil der Menschen mit „chronischem Jetlag" nimmt also weiter zu. Die Risiken für die Gesundheit werden immer noch unterschätzt, obwohl Fehler und Ineffizienz bei Nachtarbeit zunehmen. Das Auftreten von Brustkrebs ist zum Beispiel bei Frauen, die in Nachtschichten arbeiten, um ein Drittel höher als in der Normalbevölkerung. Es wird davon ausgegangen, dass das fehlende Melatonin das krebsauslösende Östrogen nicht unterdrückt. Ähnliche Ergebnisse konnten bei Männern mit Prostatakarzinom gefunden werden.

Clock-Gene beeinflussen auch Tumorzellen. Ein stabiler Hell-Dunkel-Zyklus mit schneller Adaptationsfähigkeit ist für die Gesundheit von Menschen von großer Bedeutung.

Welche Auswirkungen haben akuter und chronischer Stress auf die zirkadiane Rhythmik? Diese Frage ist wichtig, weil immer deutlicher wird, dass Stress einen großen Einfluss auf Gesundheitsstörungen hat. Chronischer Stress scheint einen Einfluss auf die zirkadiane Rhythmik zu haben. Wirkt Stress auf die innere Uhr? Die Forschung muss noch viele Fragen beantworten.

Altersabhängige Veränderungen

Vom Fetus bis zur Pubertät

Schon der Fetus verfügt über eine funktionierende Hypothalamus-Hypophysen-Nebennierenrinden-Achse (HHNA) einschließlich des bekannten Rückkoppelungsmechanismus. Im Laufe der Schwangerschaft tritt zusätzlich das CRH der Mutter in den kindlichen Kreislauf über. Dadurch wird die HHNA stimuliert, es wird vermehrt ACTH gebildet und dies führt wiederum zu einem Anstieg von Kortisol und den männlichen Hormonen. Bereits zu diesem Zeitpunkt kann eine lebenslange Justierung der HHNA ausgebildet werden. In diesem Zusammenhang wird von „fetaler Programmierung" gesprochen.

Nach der Geburt zeigt das Neugeborene noch nicht den typischen zirkadianen Rhythmus. Dieser bildet sich erst nach etwa 3 Monaten aus. Danach ist der Kortisolwert morgens am höchsten und in der Nacht am niedrigsten. Dennoch weist die Kortisolausschüttung im Tagesverlauf starke Schwankungen auf. Ein Einnicken oder ein Mittagsschlaf lässt das Kortisol wieder absinken, eine Mahlzeit dagegen erhöht das Kortisol.

Die HHNA des Neugeboren reagiert bereits auf eine Vielzahl von äußeren Einflüssen. Aber auch Anpassungsvorgänge werden beobachtet. Während in den ersten Lebensmonaten schon geringe äußere Einflüsse die HHNA aktivieren können, verringert sich danach die Sensibilität. Die Tagesrhythmik stabilisiert sich immer mehr. Der morgendliche Kortisolanstieg nach dem Erwachen kommt in der Pubertät dann immer deutlicher zum Ausdruck.

Die Stresshormone sind in den ersten Lebensjahren niedriger als im Erwachsenenalter. Dabei zeigt Noradrenalin einen deutlichen Anstieg, während Adrenalin sich nur unwesentlich verändert.

Erwachsenenalter

Der Erwachsene zeigt dann die typische Kortisol-Tagesrhythmik mit morgendlicher Aufwachreaktion und einem Anstieg des Kortisols um über 50 % gegenüber dem Basalwert. Gleichzeitig kommt es zu einem Tiefstwert in der ersten Nachthälfte. Allerdings weist dieses Muster eine hohe individuelle Variabilität auf. Zahlreiche biologische, psychologische und soziologische Faktoren beeinflussen dieses System, sowohl was den Basalwert als auch die Stimulation betrifft.

Es gibt aber auch geschlechtsspezifische Unterschiede. Männer zeigen durchschnittlich höhere HHNA-Reaktionen auf psychosoziale Stressoren als Frauen. Bei Frauen spielt allerdings auch noch der Menstruationszyklus eine Rolle. Nach dem Eisprung gleichen sich die Werte von Frauen und Männern immer mehr an. Die größten Unterschiede findet man bei Frauen vor dem Eisprung und bei Frauen, welche die Antibabypille einnehmen. Diese Beobachtung verwundert nicht, da der Progesteronspiegel nach dem Eisprung kontinuierlich ansteigt und auch Ausgangspunkt für die Kortisolproduktion ist. Die Antibabypille unterdrückt den Eisprung und damit die Progesteronbildung.

Im höheren Erwachsenenalter treten weitere Veränderungen ein. Die nächtlichen Basalwerte liegen höher als bei jüngeren Menschen und dadurch verkürzt sich die Dauer des Hormontiefstandes. Somit sind ältere Menschen höheren nächtlichen Kortisolkonzentrationen ausgesetzt und das Maximum des Kortisols am Morgen tritt auch früher ein.

Nicht nur die Nebennierenrinde steht über die HHNA mit dem Hypothalamus in Verbindung, auch für das Nebennierenmark ist der Hypothalamus das zentrale Steuerorgan. Die Nervenfasern des Sympathikus ziehen direkt ins Nebennierenmark (NNM). Die Ausschüttung der Stresshormone Noradrenalin und Adrenalin (auch Katecholamine genannt) aus dem Nebennierenmark in die Blutbahn erfolgt durch Nervenimpulse, dabei werden 80 % Noradrenalin und 20 % Adrenalin freigesetzt. Auch hier sind die Morgenwerte höher als die Werte in der Nacht. Die Aktivierung erfolgt durch psychischen und körperlichen Stress. Folgen sind eine Zunahme der Herzfrequenz, des Schlagvolumens des Herzens und des Blutdrucks. Gleichzeitig werden die Bronchien erweitert.

Sexualhormone

Die Steuerung der Sexualhormone über die HHG-Achse (Hypothalamus-Hypophysen-Gonaden-Achse) erfolgt ebenfalls über den Hypothalamus. Auch hier gibt es eine zirkadiane Rhythmik.

Im Laufe der Schwangerschaft bilden sich die Vorläufer der Geschlechtsorgane. Bis zu diesem Zeitpunkt war das Geschlecht noch unbestimmt. Auch Strukturen im Gehirn werden nun geschlechtsspezifisch geprägt.

Nach der Geburt sind beim Mädchen die Östrogene und beim Jungen Testosteron etwas höher als beim jeweiligen anderen Geschlecht. Insgesamt sind aber die Hormonspiegel noch sehr niedrig.

Diese Ruhephase endet mit der Pubertät, bei Mädchen ab dem 8. und bei Jungen ab dem 9. Lebensjahr. Zunächst nur nachts, später auch tagsüber kommt es zu hypothalämischen GnRH-Impulsen – Impulsen des Steuerhormons GnRH – mit Freisetzung von LH und FSH aus der Hypophyse. Jetzt beginnt die Androgenproduktion beim Jungen, beim Mädchen wird der erste Menstruationszyklus ausgelöst. Die ersten Zyklen haben noch keinen Eisprung. Im Laufe der Pubertät steigen die Östrogen- und Testosteronspiegel maximal an.

Bis ungefähr zum 45. Lebensjahr kann bei der Frau eine Fortpflanzung stattfinden. Danach schließt sich das Klimakterium an. Ursache ist der Mangel an östrogenproduzierenden Follikeln. Der Östrogenspiegel fällt nun kontinuierlich ab, die Steuerhormone LH und FSH hingegen steigen deshalb an. Schließlich bleibt die Menstruation aus. Die letzte durch die Ovarien gesteuerte Regelblutung wird als Menopause bezeichnet. Sie tritt ungefähr um das 50. Lebensjahr auf. Die größten hormonellen Veränderungen stellen sich in den drei bis fünf Jahren vor und nach der Menopause ein. Diese Übergangsphase wird als Perimenopause bezeichnet. Besonders in dieser Zeit treten häufig klimakterische Beschwerden auf, typisch sind Reizbarkeit, Schlafstörungen, depressive Verstimmung, Antriebslosigkeit, Hitzewallungen, Schwindelanfälle oder Herzrasen. Die Bildung von Östrogenen erfolgt danach vor allem im Fettgewebe, jedoch in deutlich niedrigeren Mengen als früher.

Im Gegensatz zur Frau verläuft der Alterungsprozess beim Mann viel variabler. Die Androgenproduktion nimmt im fünften Lebensjahrzehnt kontinuierlich ab. Dabei spielen auch andere gesundheitliche Einschränkungen eine Rolle. Der zirkadiane Rhythmus schwächt sich immer mehr ab und auch die Verfügbarkeit des freien Testosterons geht zurück. Gleichzeitig erhöht sich die Umwandlung von Testosteron zu Östrogenen mit einer Zunahme des Fettanteils. Auch die Spermienqualität ist rückläufig.

DHEA ist ein Hormon, das zur Gruppe der Androgene gehört, es wird vor allem in der Nebennierenrinde gebildet. Die Steuerung erfolgt ebenfalls durch ACTH. Im Gegensatz zu Kortisol gibt es bei DHEA keinen Rückkopplungsmechanismus am Hypothalamus und an der Hypophyse.

Die DHEA-Konzentration liegt um das 30. Lebensjahr am höchsten. Danach sinken die Werte jährlich um etwa 2 % ab. Es zeigt sich aber eine große Variabilität, wenn man sich individuelle Verläufe betrachtet. Im späteren Verlauf wird immer weniger DHEA gebildet, auch die zirkadiane Rhythmik flacht ab. Über die Wirkungen von DHEA wird immer noch spekuliert. Ist es wichtig für die Gefäße? Oder verbessert es die kognitive Leistungsfähigkeit im Gehirn?

Immunsystem

Wie verändert sich das Immunsystem im Laufe des Lebens? Das Immunsystem wird von altersbedingten Veränderungen anderer Systeme, wie etwa dem Hormonsystem, beeinflusst.

Schon ab der 10. Schwangerschaftswoche können die ersten Antikörper nachgewiesen werden. TH1-Abwehrreaktionen werden unterdrückt, denn sie könnten eine Schwangerschaft beenden. Beim Neugeborenen ist die Abwehr von Krankheitserregern deshalb auch nicht optimal. Infektionen des Gastrointestinaltraktes und der Atemwege sind deshalb die häufigsten Todesursachen in diesem frühen Lebensabschnitt. Die zelluläre Abwehr ist noch nicht voll funktionsfähig, auch die Säureproduktion des Magens zur Abwehr von schädlichen Mikroorganismen funktioniert nicht effizient.

Aufgrund der verringerten Abwehrmöglichkeiten profitiert das kindliche Immunsystem vom Transfer mütterlicher Abwehrstoffe, nämlich der Antikörper, durch die Muttermilch. Mit zunehmendem Kontakt mit Antigenen findet eine Reifung des Immunsystems statt. Es sind die ersten beiden Lebensjahre, die dabei von besonderer Bedeutung sind. Diese Entwicklung setzt sich bis ins Erwachsenenalter fort.

Im höheren Lebensalter werden typische Veränderungen der Immunfunktion beobachtet. Ein neuer Begriff wurde eingeführt: „Immunseneszenz“. Die wichtigste Veränderung ist die Verringerung der Immunkompetenz. Das bedeutet eine verringerte Fähigkeit des Immunsystems, den Organismus gegen Krankheitserreger zu schützen. Das führt zu der Zunahme von Infektionskrankheiten im Alter, ältere Menschen erkranken häufiger an Lungenentzündungen, Nieren- und Blasenentzündungen, Grippe und auch an Gürtelrose. Insbesondere Influenza und Lungenentzündung stellen nach Herz-Kreislauf-Erkrankungen und Krebs die dritthäufigste Todesursache in der Altersgruppe über 75 Jahren dar. Der geringere Anstieg der Körpertemperatur im Alter trägt zu einer verzögerten Diagnosestellung und Behandlung bei. Auch Impfungen haben nur noch eine eingeschränkte Schutzwirkung.

Bereits in der Kindheit beginnt die Rückbildung der Thymusdrüse. Das Immunsystem verliert zunehmend die Fähigkeit, auf neue Antigene adäquat zu reagieren. Es werden weniger T-Helferzellen produziert und diese funktionieren eingeschränkt. Ein weiterer Gesichtspunkt, der hinzukommt, ist die Fähigkeit des Organismus, das Immunsystem unter Kontrolle zu halten. Autoimmunerkrankungen nehmen deshalb im Alter zu.

Eine der bedeutendsten altersbedingten Veränderungen ist der Verlust der Immunkontrolle im Bereich der angeborenen Immunität: Zytokine werden nur noch vermindert gebildet. Allerdings muss festgestellt werden, dass trotzdem bestimmte proinflammatorische Zytokine ansteigen, insbesondere das Zytokin IL-6 steigt kontinuierlich mit dem Lebensalter an. Dieses Zytokin ist ein Indikator für Morbidität und Mortalität. Wenn auch noch das C-reaktive Protein (CRP), ein typischer Entzündungswert, erhöht ist, dann steigt das Todesrisiko um fast das 3-Fache an.

Von besonderer Bedeutung scheint das Verhältnis der Nebennierenhormone Kortisol und DHEA zu sein. Durch das altersbedingte Absinken des DHEA kommt es im höheren Lebensalter zu einem Anstieg des Kortisol/DHEA-Verhältnisses. Da DHEA die Immuneffekte von Kortisol abschwächt, kommt es dadurch zu verschiedenen altersbedingten Immunveränderungen. Alter und auch Stress schwächen das Immunsystem.

Das Immunsystem ist in der Lage, Signale an das zentrale Nervensystem zu senden. Dadurch kommt es zu einer Beeinflussung der Psyche. Und in der Tat führen Infektionen oder Entzündungen häufig zu einer Verschlechterung des psychischen Wohlbefindens. Es sind die proinflammatorischen Zytokine IL-1, IL-6 und TNF-α, die diesen Zustand auslösen. Diese Auswirkungen werden heute unter dem Begriff „sickness behavior" zusammengefasst. Neben wiederkehrenden Fieberzuständen umfasst dieser Begriff Lethargie, Anorexie, also Appetitmangel, und sozialen Rückzug. Aber auch erhöhte Schmerzempfindlichkeit und Schläfrigkeit.

Was ist der Sinn dieser Vorgänge? Was zwingt den Körper dazu, diese Veränderungen vorzunehmen? Es wird angenommen, dass diese einen Schutzmechanismus des Körpers darstellen. Das Immunsystem zwingt das zentrale Nervensystem, die Körpertemperatur zu erhöhen und Energie einzusparen. Nicht lebensnotwendige Aktionen sollen vermieden werden. Diese Symptome ähneln einer Depression. Besteht also eine Verbindung zwischen leichten chronischen Entzündungen im Alter und der Zunahme von Depressionen? Die Wissenschaft konnte tatsächlich eine Erhöhung des Zytokins IL-6 bei depressiven Erkrankungen nachweisen.

Negative Belastungsfaktoren

Bereits 1936 berichtete Hans Selye, dass schädliche Reize wie Hitze, Kälte, eine übermäßige Muskelanstrengung oder Strahlungen zu identischen Reaktionen führen können. Er bezeichnete dies als „Stress“ und definierte es als „unspezifische Reaktion des Körpers auf jegliche Anforderung“. Als „Stressoren“ bezeichnete er alle Reize, die Stress auslösen können. Er war der Erste, der über stressbedingte Veränderungen in Immunorganen und Immunzellen berichtete. Er erkannte, dass durch Stress ein erhöhtes Krankheitsrisiko bestand, auch mit erhöhter Sterblichkeit. Zudem konnte er eine erhöhte Anfälligkeit für Infektionen nachweisen.

Später wurden fünf verschiedene Kategorien von Stressoren unterschieden:

- akute, zeitlich begrenzte Stressoren
- kurze, naturalistische Stressoren
- eine Abfolge von Stress auslösenden Faktoren
- chronische Stressoren
- zeitlich zurückliegende Stressoren

Akute, zeitlich begrenzte Stressoren dauern wenige Minuten bis zu etwa zwei Stunden. Studien ergaben, dass sich bei diesem Stressereignis typische Veränderungen im Blut zeigen. Es kommt dabei zu einem Anstieg der natürlichen Killerzellen und der Leukozyten (weiße Blutkörperchen), insbesondere der neutrophilen Granulozyten und der Lymphozyten. Gleichzeitig steigt das Immunglobulin A im Speichel an. Allgemein gesagt, scheint diese Immunreaktion durch einen Anstieg der unspezifischen, angeborenen Immunität charakterisiert zu sein. Die einzige Ausnahme stellt die erhöhte Sekretion von Immunglobulin A im Speichel dar, bei der es sich um eine Substanz der spezifischen Immunantwort handelt. Bei den Zytokinen steigen IL-6 und IFN-γ an. Dies spricht für eine „Hoch-Regulierung" der natürlichen Immunität.

Kurze, naturalistische Stressoren, etwa eine Prüfungssituation, konfrontieren eine Person mit einer Stresssituation, die dem realen Leben zuzuordnen ist. Es kommt dabei zu keiner eindeutigen Änderung der Blutzellen. Auffällig sind die Veränderungen bei den Zytokinen: IFN-γ nimmt ab und IL-6 und IL-10 nehmen zu. Dies bedeutet eine Verschiebung der zellulären Immunität (TH1) hin zur antikörpergesteuerten Immunität (TH2). Dieser Vorgang wird als TH1/TH2-Shift bezeichnet. Das Alter der Personen scheint dabei eine Rolle zu spielen, denn bei älteren Menschen ist dieser Vorgang verstärkt. Charakteristisch ist dabei der Anstieg von Antikörpern gegen das Epstein-Barr-Virus (EBV).

Wenn eine ganze Reihe Stress auslösender Ereignisse zusammenkommen, gibt es bei Blutuntersuchungen Hinweise für einen Anstieg der natürlichen Killerzellen. Von besonderem Interesse waren traumatische Erlebnisse oder Trauerreaktion, denn beide Ereignisse unterscheiden sich in der Kortisolfreisetzung. Während eine Trauerreaktion mit einer erhöhten Kortisolproduktion verbunden ist, kommt es bei traumatischen Erlebnissen zu einer verminderten Freisetzung von Kortisol. Da Kortisol Immunprozesse unterdrückt, können die unterschiedlichen Ergebnisse durchaus erklärt werden. Trauma-Patienten und Trauerpatienten unterschieden sich tatsächlich. Trauerpatienten wiesen einen Rückgang der natürlichen Killerzellen auf, bei den Trauma-Patienten stiegen sie an.

Chronische Stressoren beeinflussen das Leben der Betroffenen tiefgreifend. Dazu gehören z. B.

- traumatische Verletzungen mit bleibenden körperlichen Behinderungen oder
- Pflege eines demenzkranken Ehepartners.

Untersuchungen an Betroffenen zeigten negative Effekte auf alle Funktionen des Immunsystems: TH1- und TH2-Parameter waren betroffen, es fand sich eine allgemeine Immunsuppression und das sekretorische Immunglobulin A im Speichel war vermindert.

Zeitlich zurückliegende Stressoren wie Missbrauchserfahrungen in der Kindheit oder Kriegsgefangenschaft beeinflussen die Betroffenen über eine lange Zeit aufgrund ihrer starken emotionalen Folgen. Bisher wurden jedoch keine Studien im Hinblick auf Veränderungen des Immunsystems veröffentlicht.

Gibt es Erkenntnisse, dass depressive Störungen mit Veränderungen der Immunfunktion einhergehen? Zahlreiche Studien wurden dazu durchgeführt. Von den Blutzellen sind vor allem die weißen Blutkörperchen betroffen, sie steigen insgesamt an. Das ist eine Folge der Zunahme der neutrophilen Granulozyten, da sie zahlenmäßig die größte Gruppe darstellen. Der Rückgang der Lymphozyten wird dadurch überkompensiert. Auch natürliche Killerzellen gehen zurück. Es kommt außerdem zu einem Anstieg der Helferzellen. Vieles spricht dafür, dass eine Immunaktivierung wie bei einer Entzündungsreaktion vorliegt. Allerdings sind die Untersuchungsergebnisse sehr unterschiedlich. Zahlreiche andere Faktoren können depressive Störungen beeinflussen.

Das Alter an sich oder das Geschlecht beeinflussen die Untersuchungsergebnisse ebenfalls. Auch Rauchen und Alkohol spielen eine Rolle. Alkohol und Depression haben einen additiven Effekt auf die natürlichen Killerzellen. Sie sinken dadurch besonders stark ab. Rauchen erhöht wieder die Zahl der weißen Blutkörperchen.

Auch eine gleichzeitig bestehende Panikstörung hat Einfluss auf die Zellpopulation, ebenso Schlafstörungen oder der Schweregrad einer Depression. Die Einnahme von Antidepressiva selbst führt zu keiner Veränderung der Bluttests. Wenn sich die Symptome bessern, dann normalisieren sich auch die Untersuchungsergebnisse.

Positivfaktoren

Eine Stärkung von Positivfaktoren kann das Wohlbefinden verbessern. Leider gibt es kaum Studien zu diesem Thema. Menschen sind unterschiedlich in der Beurteilung der Welt als Ganzes und für sich selbst. Sie beurteilen auch ihre Zukunft unterschiedlich. Zu den in diesem Zusammenhang vorherrschenden Positivfaktoren gehören:

- Optimismus: „Alles wird gut!"
- Selbstwertgefühl: „Es geht mir gut!"
- Tatkraft: „Ich bekomme das hin!"
- positives Denken: „Das hat auch etwas Positives!"
- Glücksgefühle: „Ich bin begeistert!"
- Interaktion: „Mir wurde geholfen!"

Hier ist ersichtlich, was Positivfaktoren ausmacht. Welche Auswirkungen haben diese Aussagen auf das Immunsystem?

Optimistische Menschen haben die Erwartung, dass ihnen eher Gutes als Schlechtes widerfahren wird. Optimismus kann anlage- oder situationsbedingt sein. Wenn jemand eine solche Anlage hat, dann ist dies ein stabiles Persönlichkeitsmerkmal. Zahlreiche Studien zeigen den positiven Zusammenhang zwischen Optimismus und psychischem Wohlbefinden. Verschiedene schwerwiegende Erkrankungen führen bei optimistischen Menschen zu einem verlangsamten oder günstigeren Krankheitsverlauf. Optimisten versuchen ihre Ziele zu erreichen und setzen sich auch in schwierigen Zeiten dafür ein. Pessimisten neigen eher dazu, sich nicht zu bemühen und aufzugeben. „Es hat ja eh' keinen Sinn", sagen sie. Aber auch Optimisten erleben Enttäuschungen. Das führt zu Stresssituationen und kann sich negativ auf das Wohlbefinden auswirken. Optimisten geben jedoch nicht auf. Auf lange Sicht erreichen sie dann positive Ergebnisse. Optimisten ergreifen eher die Initiative und engagieren sich.

Die Auswirkungen von Optimismus auf das Immunsystem scheinen von den jeweiligen Umständen abzuhängen. Stressoren, die auf das Immunsystem wirken, werden durch den Optimismus abgemildert. Die Neigung von Optimisten, sich in herausfordernden Situationen zu engagieren, scheint mit einem ausgeglichenen Immunsystem verknüpft zu sein.

Ein weiterer Punkt ist eine positive Haltung. Dabei entsteht das Gefühl der

- Dankbarkeit,
- Fröhlichkeit,
- Begeisterung und des
- Stolzes.

Eine positive Haltung führt zu Veränderungen im Stoffwechsel. So beschleunigt diese die Genesung und führt zu einer höheren Lebenserwartung, HIV-Infizierte haben dadurch eine geringere Sterblichkeit. Dabei konnte eine geringere Kortisolkonzentration, eine verminderte stressbedingte Entzündungsreaktion und eine erhöhte Resistenz gegenüber Viren nachgewiesen werden. Ein positiver Affekt steht in Zusammenhang mit einem Anstieg verschiedener Untergruppen weißer Blutkörperchen wie T-Zellen und natürlichen Killerzellen. Auch die Ausschüttung von sekretorischem IgA nimmt dabei signifikant zu.

Gut funktionierende soziale Beziehungen haben Einfluss auf die Aktivität des Immunsystems. Dabei lassen sich verschiedene Faktoren unterscheiden. Die soziale Unterstützung durch Familie, Freunde und Kollegen ist ein Beispiel dafür, sie scheint über die Beeinflussung des Immunsystems einen gesundheitsfördernden Effekt zu haben. Dies konnte am Verhältnis der TH1- und TH2-Zytokine nachgewiesen werden. Soziale Unterstützung stimuliert die erworbene Immunität in einer psychisch belastenden Situation. Soziale Integration hat einerseits unmittelbar Einfluss auf die Immunität und gleichzeitig die Funktion eines Puffers. Dabei spielt auch die „Extraversion" eine Rolle – die Fähigkeit, kontaktfreudig zu sein. Extrovertierte Menschen nutzen soziale Unterstützung. Auch bei diesem Faktor konnten Unterschiede der Immunaktivität im Vergleich zu introvertierten Menschen gefunden werden.

Ein weiterer Faktor ist die Bindungssicherheit – bei einer sicheren Bindung werden die eigene Person, aber auch Mitmenschen, wertgeschätzt und als vertrauenswürdig wahrgenommen. Unsichere Bindungen sind durch Angst und Vermeidung gekennzeichnet. Bei Menschen mit unsicherem Bindungsstil wurden verminderte Spiegel an natürlichen Killerzellen nachgewiesen.

Angesichts der positiven Wirkungen sozialer Beziehungen auf die Gesundheit könnten Interventionen zur Verbesserung von diesen hilfreich sein. Und es ist tatsächlich so: Viele Untersuchungen haben gezeigt, dass bei Patienten mit Autoimmunerkrankungen, chronischen Infektionskrankheiten wie HIV, aber auch Krebserkrankungen eine therapeutische Intervention zur Förderung sozialer Unterstützung von Nutzen ist. Auch die Bindungssicherheit und Extraversion konnten dabei gesteigert werden. Weitere Untersuchungen konnten zeigen, dass Interventionen, die die Positivfaktoren erhöhen, auch das Immunsystem verändern. Bei HIV-Patienten sank die Viruslast nach psychotherapeutischen Interventionen. Interventionen, die Positivfaktoren erhöhen, senken auch Stress. Mehr Optimismus, weniger Stress. Dadurch wird die stärkste Immunreaktion erreicht.

Veränderungen der Immunaktivität in den Laborbefunden, insbesondere eine Verstärkung, müssen sich allerdings nicht kurzfristig auf die Gesundheit auswirken. Auch umgekehrt muss eine verminderte Immunaktivität nicht immer gleich negative Folgen haben. Beim Aufspüren von schädlichen Krankheitserregern ist sicherlich eine verstärkte Immunaktivität für das Überleben des Organismus nützlich. Ganz anders sieht es bei Autoimmunerkrankungen aus. Wenn durch eine gesteigerte Immunaktivität gesunde Zellen angegriffen werden, ist dies natürlich schädlich.

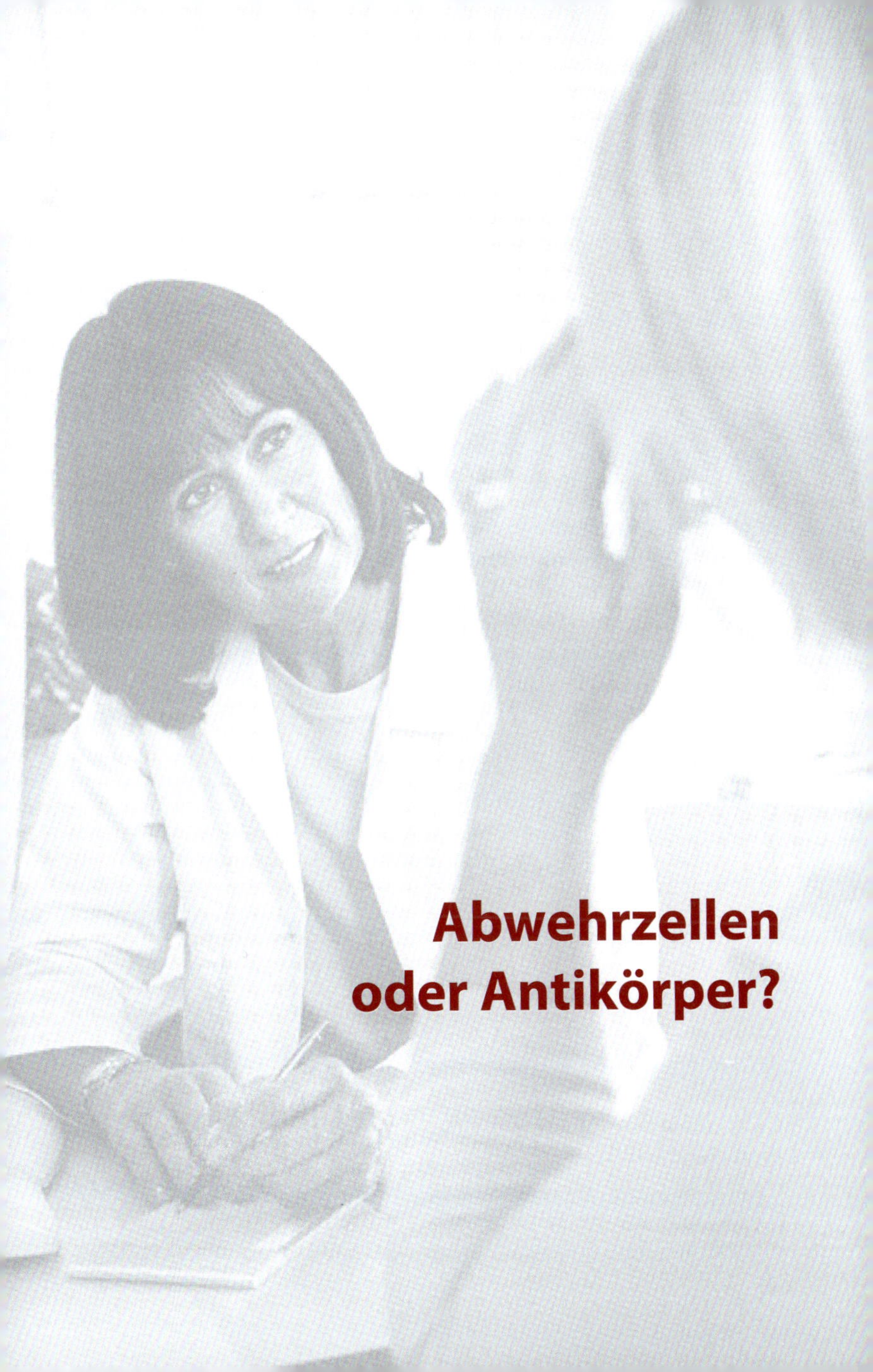

Abwehrzellen oder Antikörper?

TH1- oder TH2-Dominanz?

Ein bedeutender Teil unseres zellulären Immunsystems besteht aus Lymphozyten. Wir erinnern uns an HIV. Damals wurde der Begriff der T-Helferzellen allgemein bekannt, da diese Zellen besonders stark betroffen sind und durch das Virus zerstört werden.

Diese wichtigen T-Helferzellen werden unterschieden in TH1- und TH2-Zellen. Sie koordinieren die Immunreaktion. Sie unterscheiden sich nicht durch ihre Oberflächenmoleküle, sondern durch die Freisetzung ihrer Zytokine. Die TH1-Zellen sind vornehmlich an der zellvermittelten Immunantwort beteiligt, die TH2-Zellen geben andere Zytokine ab, welche in stärkerem Maße die Antikörperbildung beeinflussen. Noch unreife Zellen, aus denen sich TH1- und TH2-Zellen entwickeln, werden als TH0-Zellen bezeichnet.

Zu den TH1-Zytokinen zählen IL-2, TNF-α, IFN-γ und IL-12. Eine Verminderung der TH1-Reaktion hat daher eine Infektneigung oder eine Tumoranfälligkeit zur Folge. Zu den TH2-Zytokinen zählen IL-4, IL-5, IL-10 und IL-13.

Jeweils einer der beiden TH-Zelltypen kann eine Immunantwort dominieren, indem er die Differenzierung und nachfolgende Aktivierung der anderen Untergruppe unterdrückt. So kann es bei Überwiegen von TH1-Zellen und -Zytokinmustern zu einer TH1-Dominanz oder bei Überwiegen von TH2-Zellen und -Zytokinmustern zu einer TH2-Dominanz kommen. Dies kann passieren, wenn im Laufe der Immunantwort eine Untergruppe der TH-Zellen zuerst oder bevorzugt aktiviert wurde und dann die Entwicklung der jeweils anderen Gruppe unterdrückt wurde. Dann wird die Immunantwort zum anderen Typ hin verlagert, es entwickelt sich also ein „Shift" – etwa von einer TH1- zu einer TH2-Dominanz. Werden vorwiegend TH1-Zellen gebildet, kommt es zu einer zellvermittelten Immunantwort, in deren Folge große Fresszellen (Makrophagen) aktiviert werden. Die Produktion von TH2-Zellen hingegen ruft eine antikörpervermittelte Immunantwort hervor, indem TH2-Zellen B-Zellen stimulieren und so eine Antikörperantwort hervorrufen.

TH1-Zellen spielen eine entscheidende Rolle in der Abwehr von Erregern, die nicht abgetötet wurden, nachdem sie von den Fresszellen aufgenommen wurden. Ein typisches Beispiel sind Mykobakterien. Sie bilden typische Zytokine wie IFN-γ, TNF-α, TNF-β, IL-2 oder IL-3. TH1-Zellen aktivieren auch die großen Fresszellen. Diese Zellen benötigen zusätzliche Signale. Vor allem Interferon (IFN-γ).

TH2-Zellen sind spezialisiert auf die B-Zellaktivierung. Sie bilden IL-4, IL-5, IL-6 und IL-10. Das Überwiegen einer TH2-Antwort kann zu einer IgE-vermittelten Allergie führen.

T-Zellen und wie sie reagieren

Trifft eine T-Zelle, die bisher noch keinen Antigenkontakt hatte (naive T-Zelle), während ihrer Wanderung auf Antigene, dann wandelt sie sich in eine T-Helferzelle (TH0) um. Danach wird sie sich entweder in eine TH1- oder als TH2-Helferzelle verwandeln. Die beiden Zellarten bilden verschiedene Botenstoffe (Zytokine).

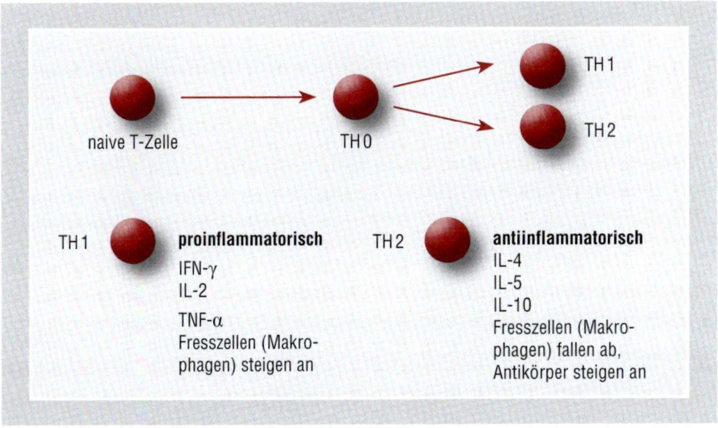

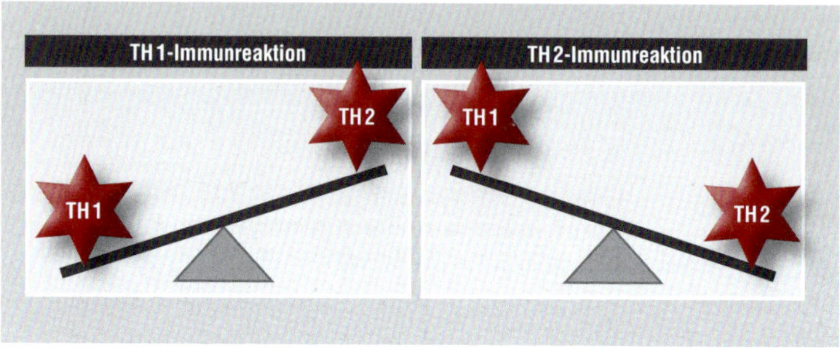

TH1-Immunreaktion

Dieser Immunstatus ist typisch für eine zelluläre Immunantwort. TH1-Zellen setzen bevorzugt die Zytokine IFN-γ, TNF-α und IL-2 frei. Diese aktivieren dann Fresszellen. Antikörperbildende B-Zellen werden dadurch gehemmt und damit eine TH2-Antwort verhindert. Dieser Antworttyp ist besonders wichtig zur Abwehr von intrazellulären Erregern wie Viren und Pilzen. Bei Autoimmunerkrankungen kann eine Dysbalance vorliegen, die TH1-Zellen bevorzugt, wie bei der Hashimoto-Thyreoiditis. Der Überschuss an TH1-Zellen erzeugt einen chronischen Entzündungszustand. TH2-Zellen könnten dieser Entzündung entgegenwirken, werden aber unterdrückt.

TH2-Immunreaktion

Das TH2-spezifische Zytokinmuster ist charakteristisch für eine antikörpergesteuerte Immunreaktion. Dabei setzen TH2-Zellen die Zytokine IL-4, IL-5 oder IL-10 frei. Diese aktivieren antikörperbildende B-Zellen und Plasmazellen, sodass vermehrt Antikörper aller Immunklassen gebildet werden. Außerdem setzen TH2-Zellen IL-10 frei. Dieses Zytokin blockiert die Aktivierung von Fresszellen. Das IL-5 ist für den allergischen Entzündungstyp verantwortlich. Dieser Antworttyp ist charakteristisch für allergische Erkrankungen und bei Parasiten. Bei der Fibromyalgie dominiert dieser Antworttyp.

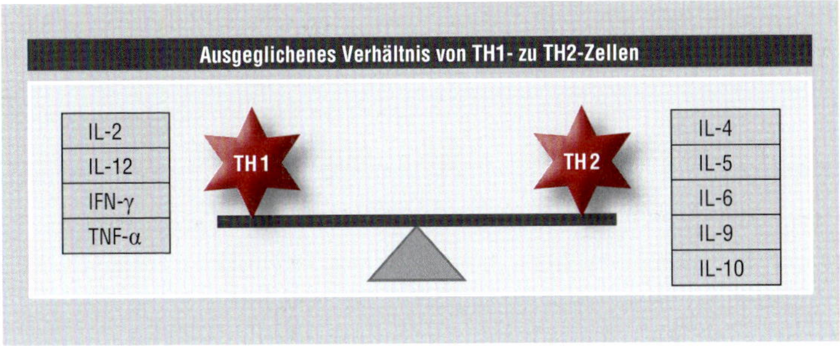

Die Immunbalance ist auch bei Krebs zu den TH2-Zellen hin verschoben. Bei TH-2-Dominanz ist die Immunabwehr von Tumoren und Viren erschwert. Auch chronischer Stress, Rauchen, Strahlung, verschiedene Medikamente, Vergiftungen, Impfungen, aber auch eine Schwangerschaft verschiebt die Immunantwort von TH1 zu TH2, man spricht vom TH1/TH2-Shift.

Ausgeglichenes Verhältnis von TH1- zu TH2-Zellen

Das Verhältnis von TH1- zu TH2-Zellen kann entsprechend der aktuellen Abwehrsituation variieren, ist aber beim gesunden Menschen ausgeglichen und stellt sich auch nach einer Aktivierung des Immunsystems im Laufe der Zeit wieder ein. TH1- und TH2-Zellen wirken antagonistisch. Eine Therapie sieht die Stärkung der Gegenseite vor. Bei TH2-Shift wird versucht, die TH1-Immunantwort zu stärken. Bei TH1-dominanten Entzündungen wird die TH2-Immunantwort unterstützt.

Eine unangemessene Immunantwort kann zu Krankheiten führen. Eine Zusammenstellung von Erkrankungen, bei denen entweder eine TH1- oder eine TH2-Dominanz vorliegt, finden Sie im Kapitel zur Therapie der TH1/TH2-Balance-Störung.

Diagnostische Verfahren

Derzeit wird die Zytokindiagnostik zur Beurteilung zweier verschiedener Fragestellungen eingesetzt. Zum einen zur Beurteilung einer Entzündungsaktivität, dem sogenannten proinflammatorischen Zytokinstatus, und zum anderen zur Beurteilung der TH1/TH2-Zytokinbalance. Da die meisten Zytokine sehr rasch abgebaut werden, muss die Probe schnell das Labor erreichen. Dort werden dann unterschiedliche Stimulanzien eingesetzt.

In diesem Kapitel werden drei moderne Diagnoseverfahren vorgestellt. Sie sind stellvertretend für das Immun-, das Hormon- und das Nervensystem. Alle drei werden derzeit von den gesetzlichen Krankenkassen nicht anerkannt und somit auch nicht erstattet. Da sie relativ teuer sind, kommen auf die Versicherten erhebliche finanzielle Belastungen zu. Alle drei Diagnoseverfahren sind aber von Bedeutung, weil sich aus den Ergebnissen dieser Untersuchungen wichtige therapeutische Maßnahmen ableiten lassen. Es bleibt deshalb zu hoffen, dass sie Aufnahme in den allgemeinen Untersuchungskatalog finden werden.

TH1/TH2-Immunbalance (Zytokin-Releasing-Test)

Ein wesentlicher Faktor für eine angemessene Immunantwort ist die Stimulation unterschiedlicher Gruppen von T-Zellen. Sie unterscheiden sich durch die Bildung verschiedener Zytokine.

Die Messung erfolgt nach Stimulation von Lymphozyten mit einer TH1/TH2-neutralen Substanz, die Zellteilungen anregt, einem sogenannten Mitogen. Im Labor kann der Aktivierungsstatus der T-Zellen durch die Zytokinfreisetzung nach Stimulation gemessen werden. Dazu muss Heparinblut ungekühlt und nicht zentrifugiert auf dem schnellsten Weg (mittels Kurier) ins Labor gebracht werden.

Danach werden die beiden für die TH1- und TH2-Zellen repräsentativen Zytokine INF-γ und IL-10 gemessen und ins Verhältnis gesetzt. Ein Wert über 1 zeigt eine TH1-Dominanz, ein Wert unter 1 eine TH2-Dominanz an.

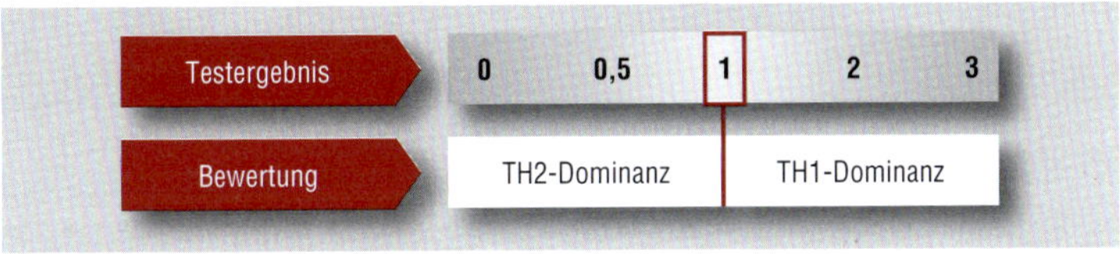

Kortisoltagesprofil im Speichel

Wie funktionieren die Nebennieren? Immer wieder wird diese Frage gestellt. Ein einziger Bluttest hilft nicht weiter. Besser ist ein Tagesprofil im Speichel, das der Patient selbst macht. Die erste Messung erfolgt mit dem Aufstehen. Die nächsten Messungen dann nach 30 Minuten, nach 4, 12 und 16 Stunden. Nach dem Aufstehen steigt das Kortisol an. Die höchsten Werte liegen am Abend vor. Zur Nacht muss das Kortisol wieder absinken, sonst treten Schlafstörungen auf.

Vor der Messung dürfen Sie die Zähne nicht putzen. Spülen Sie den Mund mit Leitungswasser vor jeder Probenentnahme aus. Achten Sie darauf, dass es sich um Speichel handelt, der in der Mundhöhle produziert wird und nicht um Sputum aus dem Rachenraum. Bis zum Versand werden die Röhrchen im Kühlschrank gelagert.

So sieht ein normaler Speicheltest aus:

Uhrzeit	Kortisolspiegel		
	Unterfunktion	Normbereich	Überfunktion
Aufwachen		○	
Aufstehen		○	
Nach 4 Stunden		○	
Nach 12 Stunden		○	
Nach 16 Stunden		○	

Neurotransmitter im 2. Morgenurin

Zum Schluss die Untersuchung des Nervensystems. Es sind die Neurotransmitter, die hierbei eine Rolle spielen. Sie lassen sich im zweiten Morgenurin messen, also nach dem Frühstück. Serotonin, Dopamin, Noradrenalin und Adrenalin heißen sie. Sie unterliegen natürlichen Schwankungen.

So sieht ein normaler Neurotransmitter-Test aus:

Substanz	Erniedrigt	Normbereich	Erhöht
Adrenalin		○	
Noradrenalin		○	
Dopamin		○	
Serotonin		○	

Ein Stabilisator sorgt dafür, dass der Urin mit der Post ins Labor geschickt werden kann.

TH1/TH2-Shift

In den letzten Jahren wurde immer deutlicher, dass für den Fortschritt der medizinischen Forschung und insbesondere der psychosomatischen Medizin, Psyche und Nervensystem, Hormonsystem und Immunsystem nicht unabhängig voneinander betrachtet werden dürfen, sondern im Hinblick auf ihre vielfältigen Verbindungen untersucht werden müssen. Die Psychoneuroimmunologie beschäftigt sich mit der Frage, wie psychosoziale und psychische Faktoren über die Aktivitätsveränderungen von Nerven-, Hormon- und Immunsystem Gesundheit und Krankheit beeinflussen. Die Psychoneuroimmunologie hat zu einem verbesserten Verständnis zahlreicher Erkrankungen geführt. Zwei Bereiche werden unterschieden:

- Funktionsstörung des Stresssystems
- Sickness Behavior

Funktionsstörung des Stresssystems

Hier geht es um die Balance zwischen zellulärer TH1- und humoraler TH2-Immunität, genauer um die unterdrückte TH1-Immunität und die dafür erhöhte TH2-Immunität unter Stress. Es handelt sich also um eine TH1-Immun-Suppression.

In den letzten Jahren hat sich die Stressforschung verstärkt mit Entzündungserkrankungen befasst. Die Aktivierung der Hypothalamus-Hypophysen-Nebennierenrinden-Achse (HHNA) und die damit verbundene Freisetzung des Kortisols dient der Unterdrückung der proinflammatorischen TH1-Zytokine und führt zu einem Anstieg von TH2-Zytokinen.

Wird die HHNA entweder aufgrund chronisch entzündlicher Reaktionen im Organismus oder aufgrund von chronischem psychosozialem Stress ständig aktiviert, erschöpft sich die HHNA zunehmend. In der

Folge reagiert das Stresssystem nur noch gering auf neu ankommende Stress- und Immunreize oder es besteht eine zu geringe Antwortbereitschaft auf Kortisol, wodurch das Gesamtsystem zu wenig vor einer überschießenden oder lang anhaltenden Aktivierung von Entzündungsreaktionen geschützt wird.

Psychischer Stress führt über die kurzfristige Aktivierung des sympathischen autonomen Nervensystems zu einer ansteigenden Entzündungsaktivität mit einer Zunahme der TH1-Zytokine. Daraufhin kommt es gegenregulatorisch zu einer Aktivierung der HHNA, welche die inflammatorische Reaktion durch eine Verschiebung der TH1- zur TH2-Immunität (TH1/TH2-Shift) eindämmt und damit dem Organismus vor den Folgen einer überschießenden Entzündungsreaktion schützt.

Durch diese Störung kann die Entzündungsreaktion nicht rückreguliert werden, was mit entsprechenden langfristigen Folgen für die Gesundheit einhergehen kann. Ein in den letzten Jahren zunehmend wichtiger Bereich der Forschung betrifft die Entzündungskrankheiten und damit verbunden die Funktionsstörungen des Stresssystems.

Über die Dynamik des Wechsels von der angemessen zur herabgesetzten Funktion der HHNA und damit auch über den Zeitpunkt, wann es zu diesem „Crash“ gekommen ist, kann nur spekuliert werden.

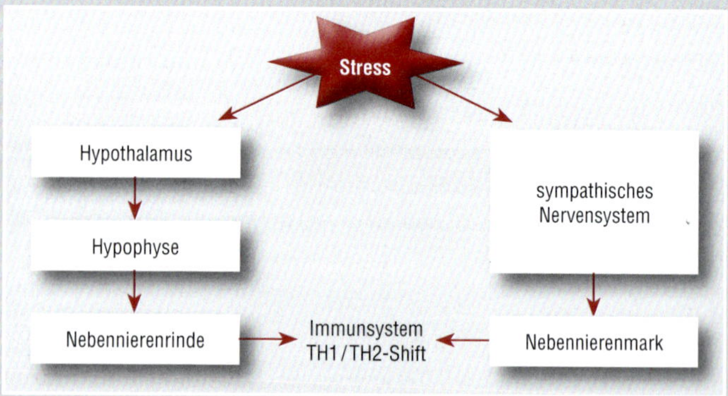

Biologisches Stresssystem.

Die Aktivierung der HHNA und die Unterdrückung der zellulären TH1-Immunität durch Stress führen zu einer Reihe von gesundheitlichen Problemen: verzögerte Wundheilung, Virusinfektionen, stressbedingte Reaktivierungen von Herpesvirusinfektionen.

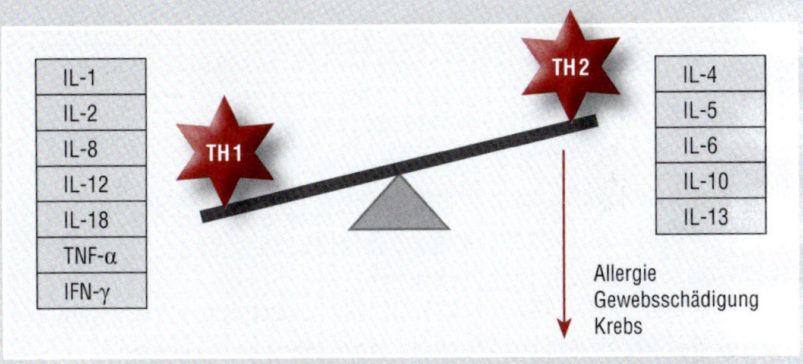

Stress (Kortisol, Katecholamine).

Der stressinduzierte TH2-Shift, d.h. eine TH1-Unterdrückung, trägt zur Infektionsanfälligkeit bei. Die stressinduzierte TH1-Unterdrückung führt zu infektiösen Komplikationen. Gleichzeitig kommt es auch zu einem vermehrten Auftreten von Tumoren. Allergien werden jetzt zunehmend häufiger.

Eine Unterdrückung der zellulären Immunantwort (TH1) lässt sich daran erkennen, dass verstärkt Antikörper gegen virale Proteine gebildet werden und somit das antikörpergesteuerte Immunsystem (TH2) aktiviert wird. Menschen unter chronischem Stress haben erhöhte Titer gegen das Pfeiffer'sche Drüsenfieber oder gegen Herpesviren und die spezifischen zytotoxischen T-Zellen sind vermindert.

Gewebsschädigung und Wundheilungsstörungen werden häufiger. Es steht heute außer Frage, dass die Wundheilung durch Angst, Depression, Schmerzen oder psychosoziale Stressoren gestört werden kann – sie verzögert sich dadurch, auch bei Pflegestress, Prüfungsstress oder bei familiären Auseinandersetzungen.

Auch bestimmte Persönlichkeitsmerkmale sind mit Wundheilungsstörungen assoziiert. Schlechte Kontrolle von Zorn und Ärger etwa. Aggressionen, offen oder unterdrückt spielen eine Rolle.

Stressabbau durch Aerobic oder eine schriftstellerische Tätigkeit fördert die Wundheilung. Bei älteren, chronisch gestressten Menschen findet man nach Impfungen niedrigere Impftiter. Anders bei akut gestressten. Sie weisen nämlich erhöhte Impftiter auf.

Eine besondere Bedeutung scheint Interleukin 6 (IL-6) zu spielen. Es wird zu den TH2-Zytokinen gerechnet. Neben seinen positiven Funktionen wie der Abtötung von Erregen durch Anlocken von Immunzellen und dem Einfluss auf die Körpertemperatur und den Stoffwechsel kann es auch zu einer Entartung von Zellen beitragen. Chronischer Stress führt zu erhöhten IL-6-Spiegeln und trägt zu einem vorzeitigen Altern des Immunsystems bei.

Viele dieser Untersuchungen wurden bei Pflegepersonal auf Demenzstationen durchgeführt. Pflegestress führt zu einem beschleunigten Altern des Immunsystems mit erhöhter Erkrankungswahrscheinlichkeit und geringerer Lebenserwartung. Dabei treten eine Vielzahl von Gesundheitsproblemen auf:

- Bluthochdruck
- koronare Herzkrankheit
- Schlaganfall
- Osteoporose
- Arthritis
- Diabetes mellitus Typ 2
- Krebserkrankungen
- Depression
- Demenz

Auch hier zeigt sich, dass es ein immuno-neuro-endokrines Netzwerk gibt. Alle drei Systeme beeinflussen sich gegenseitig. Alle stehen miteinander in Verbindung.

Wie verändert sich die HHNA im Laufe des Lebens?

Bei Geburt reagiert sie überschießend. Dann, im ersten Lebensjahr, beruhigt sie sich und wird später, in der Kindheit, sogar nur schwer stimulierbar. Man nennt diese Zeit „stress hyporesponsive period (SHRP)". Während dieser Zeit puffert die einfühlsame fürsorgliche Haltung der Eltern die Stresswirkung auf die HHNA ab. Kleine Schrecksituationen wie der Weihnachtsmann oder ein Clown führen zu keiner unangemessenen Kortisolerhöhung.

Bei Gesunden endet die SHRP mit Eintritt in die Pubertät und die tageszeitlichen Schwankungen bilden sich immer mehr aus. Zirkadiane Zeitgeber übernehmen die Kontrolle. Die morgendlichen Kortisolwerte sind dann am höchsten.

Anders sieht die Situation bei misshandelten Kindern aus. Bei ihnen ist die HHNA ungeschützt den Stressoren ausgesetzt. Sie reagieren mit stressbedingten starken Kortisolerhöhungen. Dadurch wird die HHNA stark aktiviert. Gleichzeitig kommt es dadurch zu einer Unterdrückung der zellulären Immunität und einem Anstieg der antikörpergesteuerten Immunität, also TH1-Suppression und TH2-Erhöhung (TH1/TH2-Shift).

Misshandelte Kinder haben hohe Kortisolspiegel, die dann im Erwachsenenalter auf niedrigere Kortisolspiegel fallen, mit einem gestörten zirkadianen Rhythmus. Ein „Crash" im Stresssystem hat stattgefunden.

Aber man muss gar nicht so weit gehen. Das kindliche Asthma bronchiale ist eine mildere Form einer Stresserkrankung. Hier sind die TH2-Zytokine besonders aktiv. Es sind IL-4, IL-5 und IL-13. Sie fördern die Bildung von IgE in den B-Zellen und erzeugen damit eine chronische Entzündung. Gleichzeitig werden gefäßaktive Substanzen ausgeschüttet, welche die allergischen Symptome hervorrufen wie Juckreiz, Ödem, Schleimproduktion, Durchfall und viele andere mehr.

Das TH1/TH2-System durchläuft eine typische Entwicklung, die bereits während der Schwangerschaft beginnt und eng mit der Entwicklung der HHN-Achsenaktivität verbunden ist. Kinder werden mit einer TH2-Dominanz geboren. Die Mutter hatte während der Schwangerschaft ebenfalls eine TH2-Dominanz mit Verstärkung der HHN-Achsenaktivität und erhöhten Kortisolspiegeln. Dadurch ist der Fetus vor einer in dieser Lebensphase schädlichen TH1-Immunität geschützt. Bis zum 5. Lebensjahr verschiebt sich dieses Verhältnis wieder in Richtung TH1-Immunität. In dieser Zeit finden die kindlichen Infektionskrankheiten statt. Förderlich sind ein Leben auf dem Land und viele Geschwister für eine fortlaufende Stimulierung des Immunsystems. Fehlt dies, dann ist die Verschiebung von TH2 zu TH1 vermindert und Allergien werden häufiger. Auch ein verstärkter Stress der Mutter spielt eine Rolle, sowohl während der Schwangerschaft als auch in den ersten Lebensjahren.

Sickness Behavior

Als Sickness Behavior wird ein Symptomkomplex bezeichnet, der normalerweise im Zusammenhang mit chronischen Entzündungen und Infektionskrankheiten auftritt. Ein kranker Mensch bewegt sich wenig. Er zeigt wenig Interesse an seiner sozialen Umgebung. Darüber hinaus legt er wenig Wert auf sein Äußeres und schränkt die Nahrungsaufnahme deutlich ein. Eigentlich müsste er mehr essen, denn sein Gesundheitszustand würde es erfordern. Früher wurde dies als Schwächezustand angesehen, heute weiß man, dass es sich um einen immunologisch vermittelten, strategischen Anpassungszustand des Organismus handelt. Eine Schonhaltung, die es erlaubt, Energie für die Auseinandersetzung mit dem Erkrankungsauslöser zu haben. Es ist also umgekehrt. Nicht psychische Faktoren lösen hier immunologische Veränderungen aus, sondern immunologische Faktoren induzieren psychische Reaktionen.

Diese Erkenntnisse stammen aus Therapiestudien bei Patienten, die im Rahmen von chronischen Infektionskrankheiten wie Hepatitis C oder Krebserkrankungen mit TH1-Zytokinen behandelt wurden. Diese Patienten entwickelten folgende Symptome:

- depressive Stimmungslage
- Erschöpfung
- Appetitlosigkeit
- Gewichtsverlust

- Müdigkeit
- Verlangsamung
- Konzentrationsstörung
- Vergesslichkeit

In vielen Untersuchungen konnte gezeigt werden, dass dieser Zustand durch proinflammatorische Zytokine hervorgerufen wird. Es sind vor allem IL-1, IL-6 und TNF-α. Das Immunsystem teilt dem zentralen Nervensystem mit, dass es notwendig ist, die Körpertemperatur zu erhöhen, Energie einzusparen, sich keinen unnötigen Belastungen und Gefahren auszusetzen. Nicht lebensnotwendige Funktionen wie Fortpflanzung und soziale Interaktionen sind zu unterlassen.

Therapie der TH1/TH2-Balance-Störung

Die Zytokinmessung hat ergeben, dass eine Balance-Störung besteht. Ist es eine TH1- oder TH2-Dominanz? Der Messwert gibt Klarheit. Jetzt gilt es, das Gleichgewicht wieder herzustellen.

Das sind die typischen Erkrankungen mit TH1-Dominanz:

- Hashimoto-Thyreoiditis
- Diabetes mellitus Typ 1
- Multiple Sklerose
- Sarkoidose
- Sjögren-Syndrom
- endogene Depression
- Morbus Crohn
- Psoriasis

Hier sind die typischen Erkrankungen mit TH2-Dominanz:

- CFS (chronic fatigue syndrome)
- Fibromyalgie
- MCS (multiple Chemikalien-Sensitivität)
- Morbus Basedow
- chronische Sinusitis
- Leaky-Gut-Syndrom
- Histaminintoleranz
- Allergien
- rheumatoide Arthritis
- Epstein-Barr-Virus-Reaktivierung
- Nahrungsmittelallergien
- Colitis ulcerosa
- systemischer Lupus erythematodes
- allergisches Asthma bronchiale

- chronische Hepatitis
- Pilzinfektionen

Ebenfalls mit TH2-Dominanz:

- Schwangerschaft
- Alter

Therapie der TH1-Dominanz

Ziel ist es, das Gleichgewicht wieder herzustellen. Dies geschieht durch die Stimulierung der nicht dominanten Seite des Immunsystems. Es ist wie bei einer Wippe, auf der TH1 und TH2 sitzen. TH1, das die Bildung von natürlichen Killerzellen und zytotoxischen T-Zellen stimuliert, sitzt ganz „unten“, denn es ist groß und schwer. Auf der anderen Seite „oben“ sitzt TH2, der Antikörper-Stimulator. Diese Seite ist schwach und leicht und will wieder herunterkommen. Damit die Wippe wieder ins Gleichgewicht kommt, kommen Stoffe zum Einsatz, die TH2 stimulieren, damit dies an Stärke gewinnt. Und die Wippe wieder ins Lot bringt. Was sind das für Substanzen, die TH2 stärken oder TH1 senken?

Hier eine Aufzählung von TH1-Senkern:
Kortison, Boswellia, Vitamin D, Curcuma, Resveratrol, Quercetin, Selen, Leistungssport, grüner Tee und Kaffee

Kortison gehört dazu, entweder das natürliche Hydrokortison oder das künstliche Prednisolon, aber die Nebenwirkungen sind sehr stark. Es kann also nur für kurze Zeit eingesetzt werden. Boswellia, Weihrauch, ist eine weitere Substanz, die TH1 abschwächt, ebenso Vitamin D. Curcuma, Quercetin und Resveratrol sind ebenfalls TH1-Senker bzw. TH2-Verstärker. Leistungssport ist ein TH1-Senker, Ausdauersport eher ein TH1-Verstärker.

Viele Hormone können TH1 reduzieren, indem sie TH2 erhöhen. Es sind Östradiol, Progesteron und Testosteron. Sie erhöhen TH2 und senken TH1. Ebenso senken Neurotransmitter, also die Botenstoffe des Gehirns, TH1. Dazu gehören Serotonin, Dopamin, Noradrenalin und Adrenalin.

Auch Nahrungsmittel und Gewürze senken TH1, so z. B. Avocado, Olivenöl, Sesamöl, Pistazien, Zimt, Fenchel und Wein; ebenso Nahrungsergänzungsmittel wie Coenzym Q10, Theanin, Coffein, Lycopin und Inositol.

Zu den TH1-Verstärkern gehören: Zink, Vitamin B6, Glutathion, Probiotika, Zeolith (Klinoptiolith), Ausdauersport, Echinacea, Lakritze, Melisse.

Therapie der TH2-Dominanz

Wie sieht es bei der TH2-Dominaz aus? Wie lassen sich die TH2-Zytokine senken? Unten finden Sie eine Auflistung verschiedene TH2-Senker.

Dazu gehören: Schilddrüsenhormone, DHEA, Glutathion, N-Acetylcystein, Probiotika, Ingwer, Spirulina, Lakritze, Ashwagandha, Ginseng, Ausdauersport, Low-Dose-Naltrexon (LDN), Zink, Glutamin, Vitamin E und Vitamin A, Zeolith (Klinoptiolith), Pilze (Maitake, Reishi, Shiitake).

Interessant ist, dass Schilddrüsenhormone und DHEA TH2 senken. Weiterhin fällt auf, dass Glutathion sowohl ein TH1-Verstärker als auch ein TH2-Senker ist. Auch Zeolith (Klinoptiolith) reagiert in ähnlicher Weise auf beide Systeme.

Erfolgskontrolle

Wie lässt sich herausfinden, ob das Immunmodulationsprogramm funktioniert? Die Beachtung der Symptome ist wichtig und es werden Kontrolluntersuchungen im Blut vorgenommen. Der Normzustand sollte wieder erreicht werden.

Manchmal ist keine eindeutige Zuordnung möglich ist. In diesem Fall muss der Patient erneut befragt werden. Dabei werden zwei repräsentative Substanzen überprüft, nämlich Kaffee und Echinacin. Der TH1-Dominante verträgt kein Echinacin, trinkt aber gerne Kaffee. Kaffee verträgt der TH2-Dominante nicht, er reagiert aber positiv auf Echinacin.

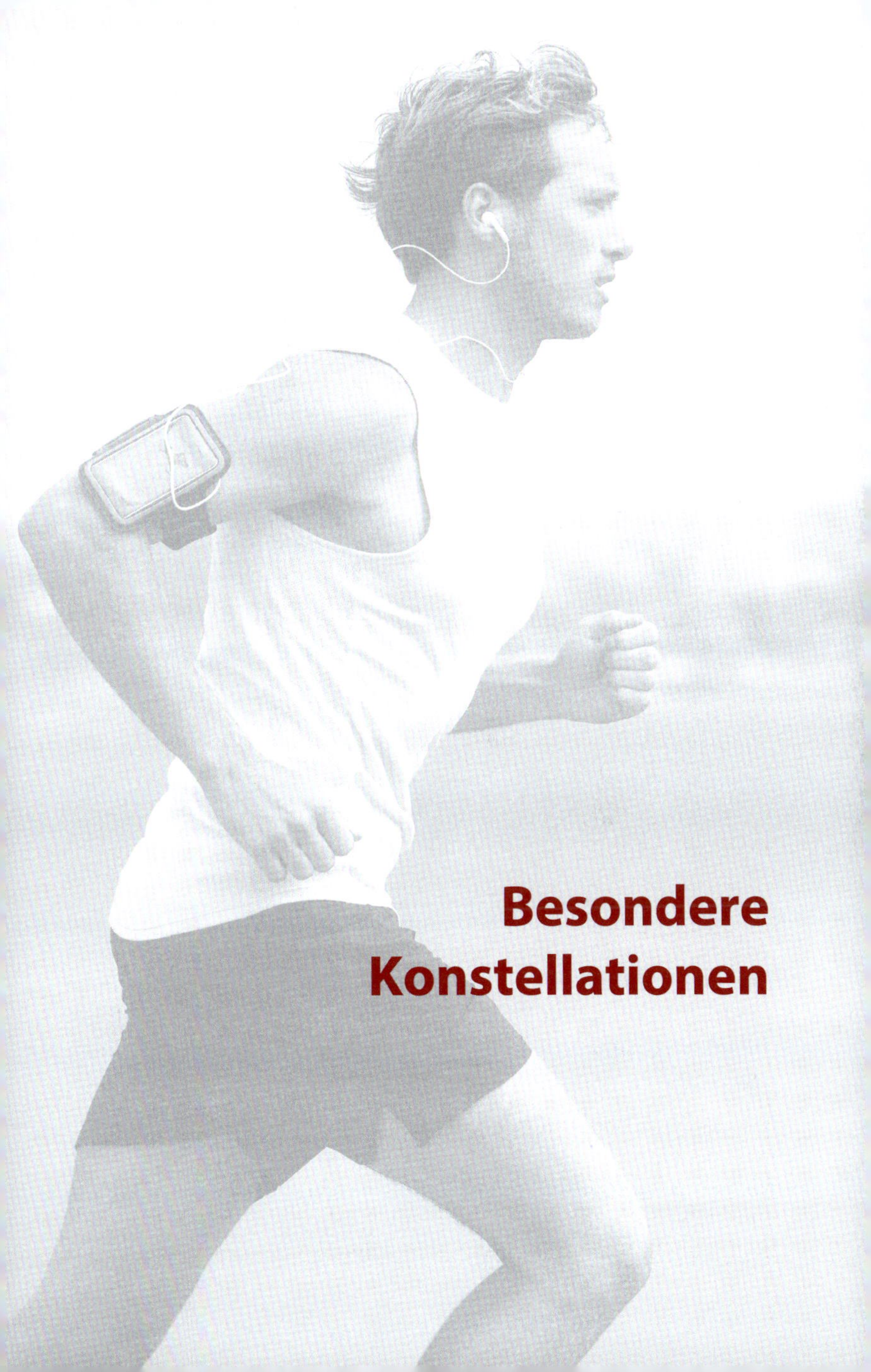

Besondere Konstellationen

Besonderheiten des Schlafes

Der Mensch verschläft etwa ein Drittel seines Lebens, das sind etwa 25 Jahre. Schlaf ist ein besonderer Zustand. In den letzten hundert Jahren hat sich allerdings die Schlafdauer verkürzt. Der Mensch schläft jetzt durchschnittlich zwei Stunden weniger, was am frühen Arbeitsbeginn, an den langen Arbeitswegen und am abendlichen Fernsehen liegt. Wenn Menschen dauerhaft weniger als sechs Stunden schlafen, treten oft gesundheitliche Probleme auf. Es kommt zu einer Zunahme von Herz-Kreislauf-Erkrankungen, metabolischem Syndrom und Übergewicht.

Immer mehr Menschen leiden an Ein- und Durchschlafstörungen und unerholsamem Schlaf. Lange Zeit wurden Schlafstörungen als eine Befindlichkeitsstörung chronisch gestresster Menschen angesehen und wenig ernst genommen. Es zeigt sich aber zunehmend, dass insbesondere eine verlängerte Einschlafzeit mit einem erheblichen Risiko einhergeht, vorzeitig zu sterben oder Herz-Kreislauf-Probleme zu bekommen. Auch das obstruktive Schlafapnoe-Syndrom hat sprunghaft zugenommen. Diese Menschen haben oft gleichzeitig auch Diabetes mellitus oder ein metabolisches Syndrom.

Zwischen Schlafstörungen und immunologischen Prozessen besteht eine enge Beziehung. Ein gestörter Schlaf führt zu immunologischen Veränderungen. Diese haben dann wieder erneut Einfluss auf den Schlaf.

Wie sieht der normale Schlaf aus?

Während des Nachtschlafs findet beim Menschen etwa 5-mal ein Schlafzyklus von etwa 90-minütiger Dauer statt. Nach den EEG-Messungen wird der REM-Schlaf vom Non-REM-Schlaf mit seinen vier Stadien unterschieden.

REM steht für „rapid eye movement“. Die Augen führen rasche Bewegungen durch. Im REM-Schlaf ist die Muskulatur vollständig entspannt, die Hirnaktivität aber erhöht. Es kommt zu einem Anstieg der Herz- und Atemfrequenz sowie des Blutdrucks. Die Bedeutung des REM-Schlafs ist immer noch nicht richtig geklärt.

Stadium 1 des Non-REM-Schlafs stellt den Übergang vom Wachzustand zum Einschlafen dar, Stadium 2 ist ein leichter Schlaf und die Stadien 3 und 4 sind die Tiefschlafphasen.

Im Verlauf der Nacht nimmt der REM-Schlaf zu und der Non-REM-Schlaf ab. Art und Dauer des Schlafes ändern sich im Laufe des Lebens. Neugeborene schlafen 16 Stunden und damit doppelt so lange wie Erwachsene. Auch ihr REM-Schlaf ist länger. Der Tiefschlaf nimmt im Alter ab und viele erreichen Stadium 4 des Non-REM-Schlafes gar nicht mehr. Die reduzierte Schlafdauer in der Nacht wird am Tage nachgeholt. Die tägliche Schlafdauer weist bei Menschen große Unterschiede auf.

Schlafuntersuchungen

Diese werden heute stationär und ambulant durchgeführt, meist in sogenannten Schlaflaboren. Dabei wird eine Vielzahl von Parametern gemessen. Auch die sogenannte Schlafarchitektur mit REM- und Non-REM-Schlaf und deren Stadien. Zur Ermittlung der subjektiven und objektiven Schläfrigkeit am Tage werden verschiedene Fragebögen eingesetzt.

Während des Schlafes treten verschiedene hormonelle Veränderungen auf. In der ersten Nachthälfte wird Wachstumshormon freigesetzt. Wenn dann der REM-Schlaf einsetzt, fällt es wieder stark ab. Wenn zu wenig Wachstumshormon vorliegt, mindert dies die Schlafdauer und der Schlaf wird immer wieder unterbrochen.

Während der ersten Nachthälfte wird nur wenig Kortisol freigesetzt, in der zweiten Hälfte allerdings steigt das Kortisol deutlich an. Die Aktivität der Hypothalamus-Hypophysen-Nebennierenrinden-Achse (HHNA) erreicht beim Erwachen sein Maximum. Das gleichzeitig ansteigende Kortisol bereitet den Übergang vom Schlaf zum Erwachen vor und mobilisiert die dazu nötige Energie. Ein nächtlicher Kortisolausstoß stört den Schlaf. Mit zunehmendem Alter erfolgt die Kortisolausschüttung früher. Viele ältere Menschen klagen über Schlafstörungen.

Die Stresshormone Adrenalin und Noradrenalin sind normalerweise in der Nacht deutlich vermindert, im Schlaf ist der Parasympathikus verstärkt. Melatonin ist schlaffördernd und gilt als Zeitgeber des Schlafes. Gegen 2 Uhr nachts ist das Melatonin am höchsten. Die stärkste schlaffördernde Aktivität geht von GABA (Gammaaminobuttersäure) aus. Auf dieses System wirken auch alle Schlafmedikamente.

Nur die Zytokine IL-1β und TNF-β haben eine Bedeutung für die Regulation des Tag-Nacht-Rhythmus, insbesondere für den Non-REM-Schlaf. Beide führen dazu, dass diese Schlafphase zunimmt. Dabei sind verschiedene Mechanismen nachweisbar. Hervorzuheben ist die Bildung von Stickstoffmonoxid (NO).

Wenn der Schlaf gestört ist, dann spielt Il-6 eine Rolle. Beim Menschen gibt es einen Zusammenhang zwischen der vorhandenen Menge von IL-6 und dem Ausmaß der Müdigkeit. Bei Menschen, die tagsüber müde sind, findet sich eine Erhöhung von IL-6 und anderen proinflammatorischen Zytokinen. Hinzu kommt noch das erhöhte Kortisol.

In der Nacht findet normalerweise ein Shift in Richtung einer TH1-Dominanz statt. Es kommt damit zu einer Verstärkung der zellulären Immunantwort. Der nächtliche Anstieg von Melatonin in Kombination mit einer Verminderung des Kortisols trägt zum nächtlichen Überwiegen der TH1-Zytokine gegenüber den TH2-Zytokinen bei. Zu viel Kortisol am Abend verhindert diesen Shift. Spät in der Nacht wird die TH1-Zytokindominanz von einer TH2-Zytokindominanz abgelöst.

Hormone, Botenstoffe und Zytokine spielen bei der Schlafregulation also eine bedeutende Rolle.

Schlafstörungen

Schlafentzug ist als ein Stressor anzusehen. Kompletter Schlafentzug über Tage führt bei Tieren zum Tod. Schlaf senkt die Stresshormone, während Schlafentzug diese immer mehr ansteigen lässt. Auch Stress verkürzt den Schlaf. Normalerweise wird nach einer durchwachten Nacht der Schlaf in der darauffolgenden Nacht tiefer und die Schlafdauer wieder länger.

Schon ein geringer Schlafentzug führt am nächsten Tag zu einer Erhöhung der proinflammatorischen Zytokine IL-1β, TNF-α und IL-6. Gleichzeitig steigen das C-reaktive Protein (CRP) und die meisten Untergruppen der weißen Blutkörperchen an. Schlafentzug führt also zu einer Entzündung im Körper. IL-6 ist in diesem Zusammenhang besonders ausführlich untersucht worden. Das während einer Nacht mit Schlafentzug erhöhte IL-6 normalisiert sich in der darauffolgenden Nacht mit normalem Schlaf. Das geschieht rascher, wenn mehr Tiefschlafphasen auftreten. Menschen, die aufgrund von Depressionen oder des Alters weniger Tiefschlafphasen haben, brauchen dafür länger.

Der beim ungestörten Schlaf zu beobachtende TH1-Shift wird blockiert, das heißt ein gestörter Schlaf führt zu einer TH2-Dominanz. Bei Frauen fällt der TNF-α- und IL-6-Anstieg nach Schlafentzug stärker aus als bei Männern. Dieser Zustand führt auch dazu, dass die Antigenantwort nach Impfungen vermindert ausfällt. Somit zeigt sich, dass Schlafentzug letztendlich zu einer verstärkten Infektanfälligkeit führen kann.

Chronische Schlaflosigkeit ist gekennzeichnet durch eine mindestens 6-monatige Dauer von häufigen Ein- und Durchschlafstörungen, die zu einer Beeinträchtigung der Aktivitäten im Alltag führen. Chronische Schlaflosigkeit erhöht das Risiko für die Erkrankungen, die auch bei Schlafentzug vermehrt auftreten. Das weist darauf hin, dass bei chronischer Schlaflosigkeit vergleichbare hormonelle und immunologische Veränderungen auftreten. Zu bedenken ist auch, dass viele chronische Krankheiten nachfolgend zu Schlafstörungen führen und dadurch einen ungünstigen Verlauf nehmen.

Die Tagesrhythmik von Kortisol scheint bei chronischen Schlafstörungen weitgehend erhalten zu sein. Allerdings ist die Menge an Kortisol insgesamt und vor allem abends als Ausdruck eines erhöhten Stressniveaus erhöht.

Während sich die durchschnittliche Freisetzung von TNF-α und IL-6 während des ganzen Tages zwischen Patienten mit chronischen Schlafstörungen und Kontrollen ohne Schlafstörungen nicht unterscheidet, findet doch eine Umverteilung statt. Patienten mit Schlafstörungen haben tagsüber höhere Spiegel. Beides, sowohl Kortisol als auch die erhöhten Zytokine, erzeugt Müdigkeit und führt zu Leistungseinbußen.

Patienten mit chronischen Erkrankungen leiden oft an Schlaflosigkeit. Es konnte nachgewiesen werden, dass bei Patienten mit Hämodialyse bei Niereninsuffizienz, rheumatoider Arthritis oder HIV eine Erhöhung der proinflammatorischen Zytokine IL-1β, TNF-α und IL-6 besteht. Sie führen bei diesen Erkrankungen zu Müdigkeit.

Bei depressiven Erkrankung ist ein erhöhtes Kortisol ein wichtiges Charakteristikum. Schlafentzug und chronische Schlafstörungen sind Risikofaktoren. IL-6 ist häufig erhöht und korreliert mit der Schlafqualität.

Schlafstörungen treten oft im Zusammenhang mit chronischem psychosozialem Stress auf. Ein typisches Beispiel sind Menschen, die einen demenzkranken Angehörigen zuhause pflegen. Meist sind die pflegenden Angehörigen schon in einem fortgeschrittenen Alter. Sie zeigen Veränderungen, wie sie bei Schlafentzug beobachtet werden. Es findet sich eine TH2-Dominanz, kombiniert mit einer gestörten unspezifischen Immunabwehr. Auch diese Menschen haben erhöhte IL-6-Spiegel.

Der normale Schlaf unterstützt die Immunantwort auf infektiöse Erreger. Bei viralen und bakteriellen Infektionskrankheiten sind Schläfrigkeit und Müdigkeit charakteristische Symptome, das sogenannte „Sickness Behavior". Es kommt dabei zu einer Erhöhung der proinflammatorischen Zytokine IL-1β, TNF-α und IL-6 und der Nachtschlaf ist gestört, insbesondere der Tiefschlaf.

Schlaf-Apnoe-Syndrom

Unter dieser Erkrankung leiden zwei Prozent der Frauen und vier Prozent der Männer. Es treten wiederholt Atempausen während des Schlafes von mindestens zehn Sekunden Länge auf. Die Folge ist eine starke Tagesmüdigkeit bei diesen Menschen. Der nächtliche Sauerstoffmangel führt zu einer Aktivierung des Sympathikus und zu Schlafstörungen. In der Folge treten gehäuft ein hoher Blutdruck, Herzinfarkt, Schlaganfall und plötzlicher Herztod auf.

Bei Patienten mit Schlaf-Apnoe-Syndrom findet man erhöhte Spiegel verschiedener Zytokine. Am bedeutendsten sind wiederum IL-1β, TNF-α und IL-6.

Als Therapie erfolgt oft über viele Monate eine nächtliche Beatmung, bis ein Rückgang der erhöhten Zytokine feststellbar ist. Es konnte nachgewiesen werden, dass auch ein Mittagsschlaf das erhöhte IL-6 zu senken vermag.

Zusammenfassend ist Folgendes festzuhalten: Schlafmangel führt zu einer chronischen Entzündung, einer gestörten TH1/TH2-Balance und einer verminderten Immunfunktion.

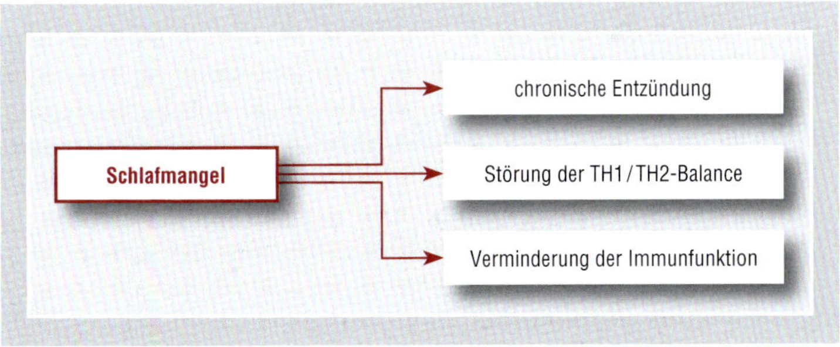

Schriftstellerische Tätigkeit und das Immunsystem

Tagebücher, Blogs, Briefe, E-Mails oder gar einen Roman – der Mensch schreibt über das, was ihn bewegt. Goethe, Kafka oder Anne Frank, Shakespeare, Emily Dickinson oder Mark Twain – sie alle haben zum Stift gegriffen und ihre Gefühle ausgedrückt. Schreiben scheint offenbar bei der Auseinandersetzung mit belastenden Erfahrungen hilfreich zu sein. Schreiben als Bewältigungsstrategie? Sind so negative Gefühle leichter zu ertragen?

Es gibt inzwischen Untersuchungen, welche positive Effekte einer schriftstellerischen Tätigkeit auf die körperliche und seelische Gesundheit nachweisen konnten. Wer über seine traumatischen Erfahrungen schreiben konnte, ging in den Monaten danach weniger häufig zum Arzt, konnte nachweislich bestimmte Laborwerte verbessern, war weniger depressiv und ängstlich und fühlte sich wohler. Erstaunlich war außerdem, dass diese Menschen schneller einen neuen Arbeitsplatz fanden und bessere Noten in der Schule hatten. Unterschiedliche Bevölkerungsschichten, verschiedene Kulturen oder auch Altersgruppen zeigten dabei kaum Unterschiede. Bei allen zeigten sich diese positiven Effekte. Am deutlichsten und stabilsten waren diese Effekte auf das Immunsystem. Von besonderer Wichtigkeit ist, dass sich der Mensch ganz auf das Schreiben einlässt und sich intensiv mit seinen Gefühlen auseinandersetzt.

Es sind besonders Menschen, die Schwierigkeiten haben, eigene emotionale Zustände zu erkennen und zu benennen, die von einer schriftstellerischen Tätigkeit profitieren. Außerdem Menschen, insbesondere Jugendliche, mit der Tendenz, Gedanken zu unterdrücken. Wer einen vermeidenden Bewältigungsstil hat, profitiert ebenfalls in besonderem Maß.

Reaktionen des Immunsystems

Dabei muss zwischen Messungen im Labor und Auswirkungen auf die körperliche Gesundheit unterschieden werden. Es sind Effekte auf T-Lymphozyten beschrieben. Antikörper nach Epstein-Barr-Virus-Infektionen sind durchschnittlich niedriger bei Menschen mit schriftstellerischer Tätigkeit, vor allem, wenn über emotionale Themen geschrieben wurde. Hier ist das zelluläre Immunsystem von besonderer Bedeutung, eine stärkere Selbstöffnung der Auslöser. Eine Impfung kann bessere Ergebnisse erzielen, wenn Menschen vorher über ein traumatisches Erlebnis geschrieben haben.

Bei HIV-Patienten konnte ein Anstieg der T-Helferzellen beobachtet werden, der in der Stärke dem einer medikamentösen Therapie vergleichbar war, wenn diese Patienten davor über ein emotionales Thema geschrieben hatten.

Bei Rheuma- und Asthmapatienten konnten Verbesserungen der Symptome an Gelenken bzw. des Lungenvolumens beobachtet werden, wenn diese vier Monate zuvor über ein stressreiches Erlebnis geschrieben hatten. Die Verbesserungen waren bei Weitem nicht so stark, wenn über ein neutrales Thema geschrieben worden war.

Bei Frauen mit Brustkrebs in einem frühen Stadium konnten nach dem Schreiben über emotionale Themen positive Effekte nachgewiesen werden. Es verringerte sich beispielsweise die Häufigkeit von Arztbesuchen.

Erklärungsmodelle

Es gibt verschiedene Modelle, die sich teilweise ergänzen und in verschiedenem Ausmaß zur Erklärung beitragen können.

Inhibitionstheorie: Diese Theorie ist der älteste Erklärungsansatz. Die Inhibitionstheorie beruht auf der Vorstellung, dass das aktive Zurückhalten von Gefühlen einen Stresszustand darstellt. Sobald diese Hemmung beseitigt wird, kommt es zu einer Aktivierung des Organismus. Dies stellt eine Entlastung dar, wodurch sich positive Effekte auf Psyche und Körper zeigen. In der Zwischenzeit wird allerdings davon ausgegangen, dass neben der Unterbrechung inhibitorischer Prozesse weitere Phänomene eine Rolle spielen.

Habituationstheorie: Diese Theorie erklärt die Verbesserung des Gesundheitszustandes durch eine schriftstellerische Tätigkeit dadurch, dass sie zu einer Gewöhnung an angstauslösende Reize führt. Beim Schreiben findet eine Auseinandersetzung mit negativen Affekten statt, die durch das Schreiben immer mehr abgebaut werden. Die Studien haben deshalb auch bessere Ergebnisse erzielt, wenn die Teilnehmer mehrere Sitzungen hatten oder mehrfach über das gleiche Thema schrieben. Dieser Erklärungsversuch funktioniert nur bei Ängsten, nicht aber bei anderen affektiven Belastungen wie Ärger oder Schuld.

Deshalb wurden weitere Untersuchungen vorgenommen, um bessere Erklärungen zu erhalten.

Verarbeitungstheorie: Schreiben ist eine Form von Verarbeitung. Diese Theorie nimmt an, dass bruchstückhafte Gedanken, Gefühle oder Eindrücke beim Schreiben zusammengefügt werden und damit besser verarbeitet und kontrolliert werden können. Auch ein Vergessen ist dadurch leichter möglich. Die schriftliche Verbalisierung von Gedanken und Gefühlen führt letztendlich zu Einsichten, die mithelfen, traumatische Erlebnisse im eigenen Leben zu integrieren. Interessant ist aber, dass das Schreiben über fiktive Traumata ebenfalls positive Effekte hat.

Selbstregulationstheorie: Diese Theorie erklärt, warum das Schreiben über fiktive Traumata helfen kann. Es geht nicht nur um das Loslassen oder die Verarbeitung von eigenen traumatischen Ereignissen, sondern ganz allgemein um das Erfahren von Emotionen und deren Kontrolle beim Schreiben. Damit gelingt es besser, mit eigenen negativen Gefühlen umzugehen. Allerdings muss dafür ein Mindestmaß an emotionalen Fähigkeiten bei dem Betroffenen vorliegen.

Soziale-Integrations-Theorie. Soziale Lebensbedingungen beeinflussen die Gesundheit. Das Formulieren einer Geschichte macht das Kommunizieren eines traumatischen Erlebnisses erst vermittelbar. Solange es verborgen war, ist es sowohl für den Betroffenen schwierig darüber zu berichten, als auch für das soziale Umfeld angemessen zu reagieren. Dies ist der Gedanke der Soziale-Integrations-Theorie. Veränderungen bei einer Person durch das Schreiben führen schließlich zu Veränderungen im zwischenmenschlichen Bereich. Paare, die über ihre Partnerschaft schreiben, bleiben länger zusammen.

Emotionen

Emotionen sind immer mit physiologischen Veränderungen verbunden. Deshalb profitieren Personen mit der Fähigkeit emotional zu reagieren am ehesten durch eine schriftstellerische Tätigkeit. Eine Verminderung negativer Affekte ist das wichtigste Ergebnis des Schreibens, positive Affekte werden gefördert. Negative Affekte bedeuten gleichzeitig eine verminderte Leistungsfähigkeit des Immunsystems mit Ausschüttung proinflammatorischer Zytokine. Es konnte nachgewiesen werden, dass sogar eine Verbesserung der Wundheilung auftreten kann. Negative Affekte stehen im Zusammenhang mit einer Zunahme von Stress und Stress ist ungünstig für unsere Gesundheit, zum Beispiel für unseren Schlaf. Eine schriftstellerische Tätigkeit verbessert auch das Schlafverhalten.

Eine schriftstellerische Tätigkeit ist mit wenig Aufwand möglich und sie kann leicht bei vielen Menschen eingesetzt werden. Es handelt sich um eine Bewältigungsstrategie für Erkrankungen, die deshalb auch Bestandteil einer psychotherapeutischen Behandlung sein kann. Eine emotionale Überforderung sollte jedoch vermieden werden und deshalb ist diese Technik möglicherweise unmittelbar nach einem traumatischen Ereignis nicht einsetzbar.

Eine schriftstellerische Tätigkeit ist selbststeuernd und frei vor negativen sozialen Konsequenzen. Menschen beginnen, sich mit Inhalten auseinanderzusetzen, die sie sonst eher meiden würden. Dadurch nehmen sie Einfluss auf hormonelle und immunologische Prozesse und regen gesundheitsfördernde Prozesse an.

Musik und das Immunsystem

Die griechischen Philosophen Aristoteles und Pythagoras wussten, dass Musik Einfluss auf das seelische Befinden der Menschen nimmt. Musik ist ständig um uns und wird heute in einem Ausmaß konsumiert wie nie zuvor. Wie beeinflusst Musik unser Fühlen und Handeln? Unsere Kultur ist der Überzeugung, dass von Musik eine gesundheitsfördernde und heilende Wirkung ausgeht. Gesänge und Instrumentalmusik stehen dabei im Vordergrund. Eine Steigerung sind gemeinsame musikalische Darbietungen. Bisher wurde die hormonelle und immunologische Wirkung von Musik auf Menschen wenig beachtet. Dabei spielt Musik in der Bevölkerung eine wichtige Rolle. Musik hat einen Einfluss auf hormonelle Systeme und auf das Immunsystem. Weitere Forschung ist deshalb außerordentlich wichtig.

Musik als Ergänzung für konventionelle Heilmethoden ist leicht anwendbar und preisgünstig. Gerade bei psychisch und körperlich Traumatisierten kann Musik positive Effekte erzielen. Aber auch Schlaganfallpatienten profitieren von Musik. Gemeinschaftliches Singen und Tanzen sind besonders geeignet, positive Gefühle zu verstärken.

Untersucher vermuten, dass bestimmte Rhythmen in der Musik physiologische Anpassungsreaktionen auslösen können, die ebenfalls rhythmisch arbeiten. Musik als Taktgeber für Stoffwechselprozesse, so das Motto. Musik nimmt Einfluss auf vegetative Funktionen.

Welchen Einfluss hat Musik auf Hormone? Kortisol wird durch Musik beeinflusst: Klassische Musik vermag den Kortisolspiegel zu senken, Technomusik, schnelle Rock- und Popmusik erhöhen den Kortisolspiegel. Auch Säuglinge reagieren auf Musik. Singt die Mutter und wendet sich dem Säugling zu, dann sinkt der Kortisolspiegel des Kindes. Auch Musik während chirurgischer Eingriffe senkt den Kortisolspiegel.

Ebenso Singen im Chor. Wie lange diese Effekte anhalten, wurde allerdings bisher nie untersucht.

Oxytocin ist ein Eiweißstoff, der im Hypothalamus gebildet wird. Es hat eine Bedeutung bei Interaktionen von Personen und Gruppen: Mutter und Kind, bei Partnern oder innerhalb sozialer Gruppen. Musizieren und Tanzen festigt Gruppen viel stärker als dies nur mit Sprache möglich wäre. Und dieses Hormon Oxytocin erhöht sich durch Musik. Auch Testosteron, das klassische männliche Hormon, verändert sich – stärker bei Frauen als bei Männern –, wenn Musik ertönt. Musik, die als unangenehm wahrgewonnen wird, senkt den Spiegel von Serotonin – eine musikinduzierte Stressreaktion.

Weitere Untersuchungen wurden mit sekretorischem Immunglobulin A durchgeführt. Diese Substanz wirkt als Schutzbarriere für Atemwegserkrankungen. Bei chronischem Stress fällt die Konzentration des Immunglobulins A. Ein Anstieg konnte durch Anhören von Musik nachgewiesen werden, bei Entspannungsmusik, bei klassischen Werken von Mozart und auch bei Tanzmusik. Und wer selbst musiziert, reagiert stärker als derjenige, der die Musik nur hört.

Musik erhöht das Interleukin 1, IL-1, ein proinflammatorisches Zytokin. Musik hat auch Einfluss auf TNF-α. Bei Profisängern nimmt es zu, bei Amateuren ab. Die Wirkung auf Tumorzellen ist ungewiss.

Musikalische Aktivitäten wie Singen, Musizieren und Tanzen führen besonders als Freizeitgestaltung zum Abbau von Stress. Und dies führt zu einer Verbesserung der Leistungsfähigkeit des Immunsystems.

Zytokine und Sport

Hormone und Sport sind eng miteinander verknüpft. Jedes sportliche Training führt zu hormonellen Anpassungsvorgängen im menschlichen Organismus. Und wie sieht es beim Immunsystem aus? Eine akute körperliche Belastung führt zu einer sogenannten Akute-Phase-Reaktion, vergleichbar einer traumatischen Gewebsschädigung oder Infektion. Diese Reaktion ist abhängig von der Art, Dauer, Intensität und Häufigkeit der Belastung. Aber auch der Gesundheits-, der Ernährungszustand und Umwelteinflüsse spielen eine Rolle.

Nach einer körperlichen Belastung sind, je nach Ausmaß, die typischen Entzündungszeichen nachweisbar. Das sind: örtliche und systemische Erwärmung bis 39 Grad Celsius, Schmerz, Schwellung, Rötung und Funktionseinschränkung des Bewegungssystems und der Haut. Gleichzeitig kommt es zu einer Veränderung der pro- und antiinflammatorischen Zytokine. Wie bei einer Entzündung ändert sich auch die Zahl der weißen Blutkörperchen (Leukozyten). Die Zahl erhöht sich und es kommt zu einer „Linksverschiebung", das heißt, es zeigen sich vermehrt unreife Vorstufen der weißen Blutkörperchen. Auch das Akute-Phase-Protein C-reaktives Protein (CRP) steigt an, während die Blutsenkungsgeschwindigkeit (BSG) unverändert bleibt. Die Zytokine IL-1, IL-6, IL-10 und TNF-α nehmen zu, INF-γ dagegen bleibt unverändert. Das Interleukin IL-6 ist vor allem für die Temperaturerhöhung verantwortlich. Auch die Fresszellen (Makrophagen) werden aktiviert. Weiterhin kommt es zu einem Anstieg der Neurotransmitter Adrenalin und Noradrenalin mit Aktivierung des sympathischen Nervensystems. Auch beim Sport zeigt sich also die enge Verflechtung von Hormon-, Immun- und Nervensystem.

Bevor diese ganzen Veränderungen durch den Sport eintreten, kann man bei den weißen Blutkörperchen eine Besonderheit beobachten. Die

Ausschüttung der weißen Blutkörperchen aus dem Knochenmark (Leukozytose) geschieht in zwei Phasen, allerdings nur, wenn die Belastung nicht länger als zwei Stunden andauert – eine sofortige Leukozytose während der Belastungsphase und eine verzögerte Leukozytose in der Nachbelastungsphase. Bei Belastungen von mehr als zwei Stunden verschmelzen sofortige und verzögerte Leukozytose. Es treten also nach dem Sport bei den Leukozyten keine Veränderungen mehr auf.

Für die sofortige Leukozytose sind das erhöhte Herz-Minuten-Volumen und das Adrenalin verantwortlich. Die natürlichen Killerzellen steigen am meisten an, die B-Lymphozyten am wenigsten. Anders verhalten sich die Fresszellen. Für sie ist die Belastungsdauer der entscheidende Stimulus, an der sofortigen Belastungsleukozytose sind sie deshalb wenig beteiligt.

Bei körperlichen Belastungen unter zwei Stunden kommt es etwa ein halbe Stunde nach Belastungsende zu einem erneuten Anstieg der Leukozyten im Blut. Der Anstieg erreicht sein Maximum nach etwa drei Stunden und kann über mehrere Stunden bestehen bleiben. Spätestens nach 24 Stunden ist die Ausgangssituation wieder erreicht. Hierfür sind ausschließlich die Granulozyten, eine Gruppe der weißen Blutkörperchen, verantwortlich. Verantwortlich dafür ist besonders das vermehrt ausgeschüttete Kortisol.

Bei Leistungssportlern werden gehäuft Infektionen der oberen Atemwege beobachtet. Als Ursache wird vermutet, dass es zu einer belastungsabhängigen Unterdrückung des Immunsystems (Immunsuppression) kommt. In verschiedenen Studien konnte nachgewiesen werden, dass die Abwehrleistung von Zellen des unspezifischen Immunsystems im Anschluss an intensive oder lang andauernde Belastungen gemindert sein kann. Diese in der Nachbelastungsphase beobachteten Effekte werden als „open window“ bezeichnet. Es konnte gezeigt werden, dass eine Zufuhr von Kohlehydraten während der Belastung die Kortisolausschüttung herabsetzt und damit zu einer Verminderung des stressbedingten „open window“ führt. Auch eine Optimierung von regenerativen Maßnahmen nach den Wettkämpfen wie das „Auslaufen“ konnte dieses Phänomen günstig beeinflussen.

Bei den Zytokinen ist besonders das Interleukin IL-6 interessant. Es wird durch den Abfall der Glukose freigesetzt und regt die Leber zur Bildung des C-reaktiven Proteins (CRP) an. IL-6 stammt aus der Muskulatur und ist für die Versorgung der Muskulatur verantwortlich. Es beeinflusst das Muskelwachstum und den Stoffwechsel im Muskel selbst.

Wie ist das Verhältnis der Zytokine zueinander? Wer Ausdauersport treibt, verschiebt sein TH1/TH2-Gleichgewicht in Richtung von TH1, der Leistungssportler zeigt eine TH2-Dominanz.

Wie oben dargestellt, stellt eine akute körperliche Belastung eine Akute-Phase-Reaktion dar, vergleichbar mit einer traumatischen Gewebsschädigung oder einer Infektion. Der Unterschied liegt aber im Ausmaß der Änderungen. Diese unterscheiden sich sehr. Bei einer akuten körperlichen Belastung sind messbare Veränderungen vorhanden, diese bewegen sich aber innerhalb der Referenzwerte. Außerdem wird eher die unspezifische Immunantwort beeinflusst. Bei einer Infektion werden die spezifische und die unspezifische Immunabwehr aktiviert und die Messwerte liegen außerhalb des Referenzbereichs.

Bei einem gesunden Menschen werden durch die körperliche Aktivität keine Krankheitserscheinungen ausgelöst. Eine körperliche Belastung kann allerdings zu hohen Adrenalin- und Kortisolausschüttungen führen und so im Körper einen erhöhten Erholungsbedarf verursachen. Die vorübergehenden Veränderungen der Immunfunktion sind gering, aber vorhanden. Eine leicht verminderte Funktion der Fresszellen und der natürlichen Killerzellen ist nachweisbar. In den Sekreten der oberen Luftwege ist das schleimhautschützende sekretorische IgA vermindert. Diese Veränderungen sind in der Regel nach 24 Stunden aber wieder verschwunden.

Beim sogenannten „Übertraining" ist das Verhältnis von Belastung und Erholung ungünstig, Belastungen finden in zu kurzer Abfolge statt. Dies kann sowohl im Breiten- als auch im Leistungssport vorkommen, auch bei Berufen mit starker körperlicher Überforderung. Dabei kommt es häufig zu einem Auftreten eine Akute-Phase-Reaktion mit einer langen Herabsetzung der Immunfunktion, auch die Hypothalamus-Hypophysysen-Nebennierenrinden-Achse (HHNA) wird zu häufig aktiviert. Weitere Faktoren, die den Zustand verschlimmern, sind chronischer Schlafmangel, Mangelernährung und psychische Überlastung.

Allgemein kann man sagen, dass regelmäßige, altersentsprechend angemessene körperliche Aktivität zu einer Stärkung des Immunsystems führt. Sie wirkt antiinflammatorisch. Es gibt kein Medikament, das chronisch fortschreitenden Entzündungen, die schließlich zur Arteriosklerose führen, besser vorbeugen kann. Das Herzinfarkt- und Schlaganfallrisiko geht etwa auf die Hälfte zurück. Es treten weniger Infekte der oberen Luftwege auf als bei Menschen, die bewegungsarm leben.

Eine allgemeine, für alle Altersgruppen einheitliche Empfehlung für das Maß an optimaler körperlicher Aktivität ist nicht möglich. Es gibt aber Anhaltspunkte. Gesunde Kinder und Jugendliche sollten möglichst mindestens eine Stunde täglich im Rahmen von Sport und Spiel im Freien körperlich aktiv sein. Prinzipiell gilt dies auch für Erwachsene. Da dies meist aufgrund des beruflichen Alltages nicht möglich ist, sollte eine Ausdauersportart wenigstens an den meisten Tagen der Woche zwischen 30 bis 45 Minuten täglich durchgeführt werden. Geeignet sind zum Beispiel Radfahren, Laufen, Wandern, Walken, Skilanglauf oder Schwimmen. Optimal ist dabei eine zusätzliche Verbrennung von 1200 bis 2000 kcal pro Woche. Jeder muss dabei selbst entscheiden, wie viel technische Unterstützung und soziale Kontakte er bei der Ausübung seiner Sportart braucht.

Fertilität und Schwangerschaft

Eine Schwangerschaft ist das beste Beispiel für eine gelungene Zusammenarbeit zwischen dem Hormon- und dem Immunsystem. Auch psychische Prozesse spielen natürlich dabei eine Rolle.

Fertilität

Fertilität bedeutet Fruchtbarkeit, die Fähigkeit, Nachkommen zu erzeugen. Mit etwa zehn bis elf Jahren kommt es zur ersten Monatsblutung. Aber schon ab dem 30. Lebensjahr nimmt die Fertilität immer mehr ab. Sie endet mit der letzten Monatsblutung, der Menopause, etwa um das 50. Lebensjahr. Die Menopause liegt in den Wechseljahren (Klimakterium). Die Fertilität des Mannes nimmt ebenfalls mit dem Alter ab. Während der fruchtbaren Jahre im Leben einer Frau ist eine Empfängnis nur unmittelbar beim Eisprung, also in der Mitte des Zyklus, möglich.

Bei der Frau entwickelt sich durch die Freisetzung von LH und FSH aus der Hypophyse ein zunehmend stabiler Zyklus und damit ein Anstieg der Fertilität. Auch beim Mann kommt es durch Freisetzung von LH und FSH zur Zeugungsfähigkeit.

Hier die Statistik. Die Wahrscheinlichkeit eines fertilen Paares innerhalb eines Zyklus eine Schwangerschaft zu erreichen, beträgt etwa 20 %, innerhalb eines Jahres sind es dagegen 93 %. Die Infertilitätsrate liegt bei 13 %, unabhängig von Herkunft und sozioökonomischer Zugehörigkeit. Die Ursache liegt in 50 % bei der Frau, in 20 % beim Mann und in 30 % bei beiden.

Die Ursachen für eine weibliche Sterilität liegen im anatomischen und im genetischen Bereich, sind Folgen von Infektionen oder entstehen durch Störungen in den Eierstöcken (Ovarien). Beim Mann sind Hormonstörungen die häufigste Ursache einer Sterilität.

Veränderungen des Menstruationszyklus können nach der Zyklusfrequenz und dem Blutungstyp unterschieden werden. Der Menstruationszyklus kann zwischen 21 und 35 Tagen andauern, aber nur 15 % der Frauen haben einen Zyklus von genau 28 Tagen.

Schon der Eisprung selbst ist nicht nur ein hormoneller, sondern auch ein immunologischer Prozess. Auslöser ist der kurze LH-Anstieg (LH-Peak), danach kommt es, durch Zytokine vermittelt, zu einem Anstieg von weißen Blutkörperchen, die bestimmte Enzyme freisetzen. Diese führen schließlich zu einem Einriss der Eibläschen und der Eisprung kann erfolgen. Der Eisprung selbst ist somit ein Entzündungsprozess.

Auch beim Auf- und Abbau der Gebärmutterschleimhaut arbeiten Hormone und Immunzellen eng zusammen. In der ersten Hälfte kommt es unter Östrogen zum Aufbau der Gebärmutterschleimhaut, dann wirkt in der zweiten Hälfte das Progesteron und bereitet die Schleimhaut für die Einnistung des Eis vor. Kommt es zu keiner Einnistung, dann sind wieder die weißen Blutkörperchen zur Stelle und sorgen für den Abbau der Gebärmutterschleimhaut. Ein funktionierendes Immunsystem toleriert das fremde Sperma im Genitaltrakt der Frau.

Störungen der Fertilität

Welchen Einfluss haben körperliche und psychische Faktoren auf die Fertilität? Schwere körperliche Anstrengungen oder Leistungssport führen zum Ausbleiben der Regelblutung, die Steuerung über die Hypophyse wird unterbrochen. Dies findet sich auch bei Magersüchtigen und sowohl Ess-Störungen mit starkem Über- als auch Untergewicht können zur Infertilität führen. Auch stark erhöhte männliche Hormone bei Frauen wie beim Syndrom der polyzystischen Ovarien (PCO) können ein Auslöser sein.

Bei den psychischen Erkrankungen, die zu Infertilität führen können, steht die Depression im Vordergrund. Bei 30 % der Frauen bleibt die Regel aus, wenn sie an einer Depression erkrankt sind. Diese Konstellation ist gekennzeichnet durch niedriges LH und FSH und erhöhtes Kortisol. Frauen in Arbeitslagern oder in Gefängnissen haben selten

Regelblutungen, bei Lebensbedrohung bleibt sie aus. Dies macht evolutionsbiologisch auch Sinn, da sich Frauen in diesen Situationen nicht um Nachkommen kümmern können.

Auch Rauchen vermindert die Fruchtbarkeit, körperliche Aktivität dagegen verbessert sie. Eine Störung der Schilddrüsenfunktion kann ebenso für eine Infertilität verantwortlich sein.

Außer Frage steht, dass Sterilität eine große psychische Belastung für Paare ist und Einfluss auf die Beziehung des Paares hat. Fertilität wird als etwas Natürliches angesehen. Eine Einschränkung kann sowohl bei Frauen als auch bei Männern das Selbstwertgefühl beeinträchtigen.

Schwangerschaft

Schwangerschaft bezeichnet einen Zeitraum von etwa 40 Wochen oder 280 Tagen nach der letzten Menstruation. Das Alter einer Schwangerschaft wird normalerweise in Wochen und Tagen gerechnet. Eine Frau befindet sich also in der 4. Schwangerschaftswoche, wenn sie erneut ihre Periode erwarten würde.

Unmittelbar nach dem Eisprung bildet sich aus der leeren Follikelhülle unter dem Einfluss von LH der Gelbkörper. Dieser produziert jetzt Progesteron, das eine zentrale Rolle bei der Einnistung des Eis und dem Verlauf der Schwangerschaft spielt. Wird das Ei befruchtet, dann vergrößert sich der Gelbkörper und produziert immer mehr Progesteron. Nach der 12. Woche kommt das Progesteron vom Trophoblasten, einer Zellschicht der Keimblase, in der der Embryo heranwächst. Auch weitere Hormone werden vermehrt gebildet: humanes Choriogonadotropin (HCG) und viele andere.

Das größte Rätsel ist, dass der mütterliche Körper das fremde Wesen, das ja eine andere Antigenstruktur aufweist, nicht abstößt. Im Gegenteil, er ernährt es. Auch hier arbeiten Hormonsystem und Immunsystem eng zusammen.

In der Schwangerschaft kommt es zum „TH2-Phänomen" – einer Verschiebung des TH1/TH2-Gleichgewichts: von der zellulären (TH1) zur antikörpergesteuerten (TH2) Immunität. Es sind die Interleukine IL-4 und IL-10, typische TH2-Zytokine, die verstärkt gebildet werden.

Aber es ist alles noch viel komplizierter. Auch die Mutter muss geschützt werden. Vor Infektionen zum Beispiel. Die TH1-Aktivität darf also nicht zu sehr vermindert werden. Zytokine sind überall. Sie öffnen den Muttermund, sie lösen einen Blasensprung und die Wehen aus.

Die Lebenssituation schwangerer Frauen unterscheidet sich grundlegend von der Situation nicht schwangerer Frauen. Sie sind häufig mit veränderten Lebenssituationen wie Umzug, Hochzeit oder Veränderungen am Arbeitsplatz konfrontiert. Im Laufe der Schwangerschaft kommt es zu einer verminderten Sensitivität der Hypothalamus-Hypophysen-Nebennierenrinden-Achse. Dadurch wird sie besser vor Stress geschützt. Das kommt auch dem Kind zugute.

Psychische Störungen treten während einer Schwangerschaft nicht gehäuft auf, neu auftretende Schilddrüsenerkrankungen sind jedoch bedeutsam. Die erhöhte Östrogenkonzentration während der Schwangerschaft führt zu einer erhöhten Konzentration von Transporteiweißen. Dadurch nehmen die Schilddrüsenhormone ab und es können Stimmungsschwankungen auftreten. Eine Schilddrüsenfehlfunktion der Mutter kann sich nachteilig auf die Entwicklung des Kindes auswirken, besonders ungünstig ist eine Schilddrüsenunterfunktion. Wichtig ist in diesem Zusammenhang, dass sich eine Schilddrüsenunterfunktion durch psychische Symptome bemerkbar machen kann. Insbesondere gleichen die Symptome einer Depression.

Nach der Schwangerschaft

Die Wochen nach der Entbindung sind gekennzeichnet durch hormonelle, immunologische und psychische Veränderungen. Niedergeschlagenheit, Weinen und eine besondere Empfindlichkeit können vorkommen. Diese Symptome gehen nach einigen Tagen wieder zurück, sie werden nicht als pathologisch betrachtet. Eine postpartale Depression hingegen dauert länger. Beide Phänomene sind unterschiedliche Ausprägungen des gleichen Auslösers.

Die Geburt bedeutet eine dramatische Umstellung des Hormonsystems. Die Plazenta hat während der Schwangerschaft große Mengen an Hormonen gebildet. Diese fallen nun weg. Damit steigen die Steuerhormone LH und FSH wieder an. Falls die Mutter stillt, kommt es auch zu einem Anstieg des Prolaktins. Dadurch fallen LH und FSH wieder ab. Die Frau weist dann eine Amenorrhö auf. Auch das Östrogen (Östradiol) und das Progesteron fallen stark ab. Viel langsamer gehen ACTH und Kortisol zurück. Dadurch wird die TH2-Dominanz wieder abgeschwächt und es kommt zu einer Rückstellung des TH1/TH2-Gleichgewichts.

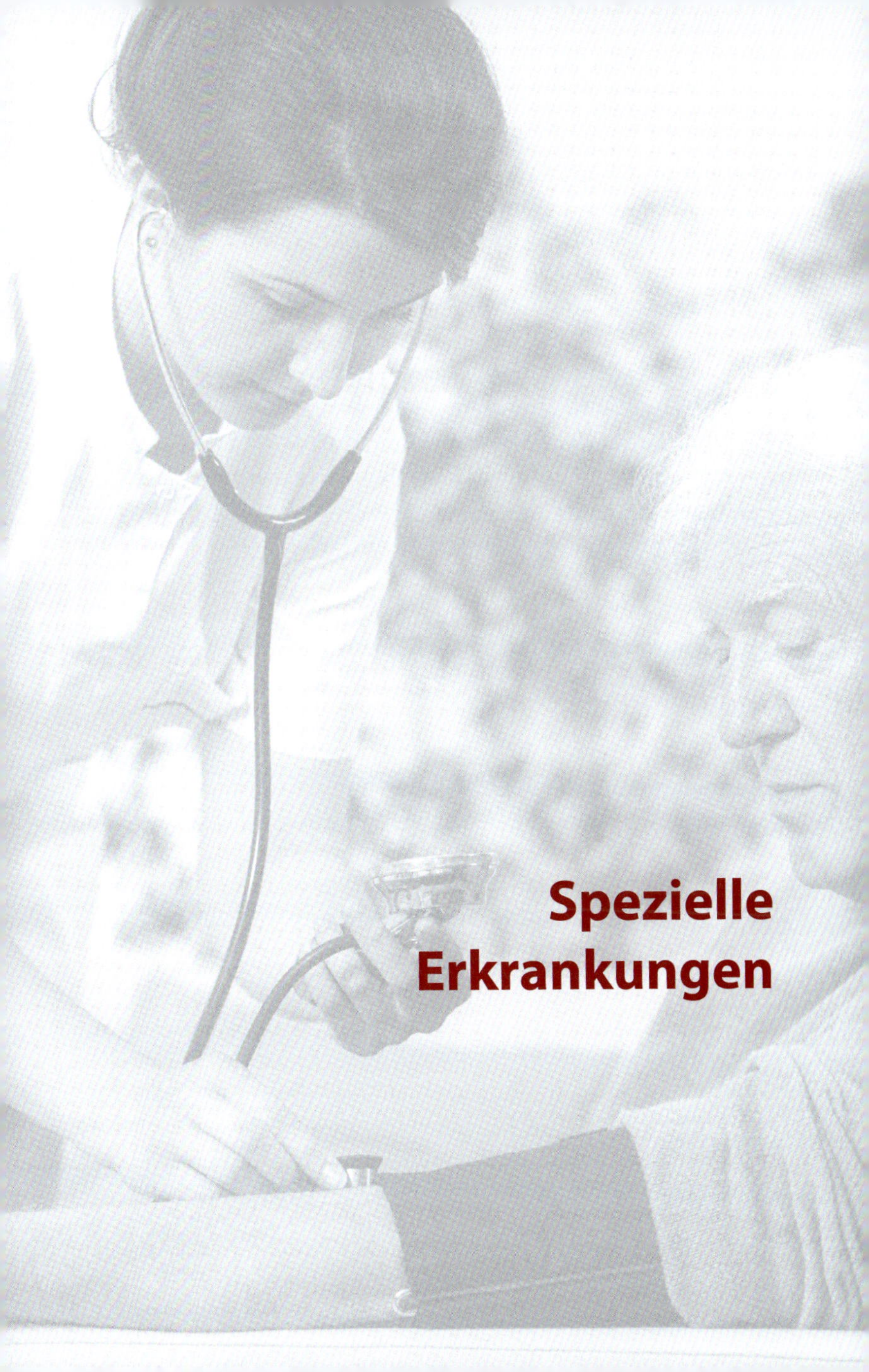

Spezielle Erkrankungen

Autoimmunerkrankungen

Bis zu zehn Prozent der Bevölkerung leiden an einer Autoimmunerkrankung. Derzeit sind über 50 verschiedene Erkrankungen bekannt. Die Verläufe sind chronisch, die Kosten für das Gesundheitswesen hoch. In den Industrienationen nehmen diese Erkrankungen zu. Immer richtet sich das Immunsystem gegen bestimmte Gewebe, dabei werden je nach Alter bestimmte Zielorgane bevorzugt. Welche Ursachen spielen eine Rolle?

- westlicher Lebensstil
- Infektionen
- Umweltbelastungen
- Ernährungsfaktoren
- krankheitsspezifische Faktoren wie z. B. Jod in der Nahrung

Die Therapien sind meist nur palliativ, d. h. es werden nur Symptome gelindert, die Erkrankung jedoch nicht geheilt, die Lebensqualität ist oft eingeschränkt. Damit haben Autoimmunerkrankungen eine hohe persönliche und ökonomische Relevanz. Über 80 Prozent der Autoimmunerkrankungen treten bei Frauen auf, dadurch wird der Verdacht auf hormonelle Faktoren gelenkt.

Grundsätzlich ist Autoimmunität ein physiologisches Phänomen. Autoantikörper, d. h. Antikörper gegen körpereigenes Gewebe, lassen sich auch bei Gesunden nachweisen, diese werden durch den Thymus wieder eliminiert und durch T-Zellen kontrolliert. Diese Elimination kann durch Umweltfaktoren behindert werden. Auch Alterungsprozesse spielen eine Rolle. Es ist somit ein dynamischer Prozess mit einer Fehlsteuerung der physiologischen Autoimmunität. Autoimmunerkrankungen können in TH1-vermittelte oder TH2-vermittelte Erkrankungen eingeteilt werden, je nachdem, welche Zytokine gebildet werden. Hierbei spielt die Sekretion von TNF-α als typischem Vertreter der TH1-Immunität eine große Rolle. Es sind also zelluläre und antikörpervermittelte Prozesse wirksam. In den letzten Jahren sind durch die Zytokine IL-17 und IL-22 noch zwei weitere spezifische Zelltypen entdeckt worden.

TH1-vermittelte Erkrankungen (TNF-α)	TH2-vermittelte Erkrankungen (IL-10)
Multiple Sklerose	chronisches Müdigkeitssyndrom (CFS)
Hashimoto-Thyreoiditis	Morbus Basedow
Diabetes mellitus Typ 1	Fibromyalgie
Morbus Crohn	Colitis ulcerosa
rheumatoide Arthritis	Lupus erythematodes
Psoriasis	

Bei Autoimmunkrankheiten kommt es zu einem chronischen Entzündungszustand. Akut hinzutretende Infektionen führen oft zu einer weiteren Verschlechterung.

Im weiteren Verlauf kommt es zu einer Aktivierung zweier Systeme:

- Hypothalamus-Hypophysen-Nebennierenrinden-Achse
- sympathisches Nervensystem

Dadurch kommt es zu einem Anstieg von Kortisol und von den Stresshormonen Adrenalin und Noradrenalin. Im weiteren Verlauf tritt dann ein TH2-Shift auf – durch eine Unterdrückung der TH1-Funktion und Bildung von TH2-Zytokinen.

Während einer Schwangerschaft kommt es zu einer Abschwächung von TH1-Autoimmunerkrankungen wie der rheumatoiden Arthritis und der Multiplen Sklerose. Nach der Schwangerschaft treten Rezidive auf. Von der TH2-Autoimmunerkrankung Lupus erythematodes ist ebenfalls bekannt, dass sie sich in der Schwangerschaft verschlechtert.

Auch chronische Stressbelastungen spielen eine Rolle. Dies konnte für die rheumatoide Arthritis, Multiple Sklerose, Hashimoto-Thyreoiditis und Diabetes mellitus Typ1 nachgewiesen werden. Hier spielen frühe Traumatisierungen, zwischenmenschliche Belastungen, lebensbedrohliche Ereignisse oder chronische Infektionen eine Rolle. Nachfolgend sollen einige wichtige Autoimmunerkrankungen kurz beschrieben werden. Ausgewählte Erkrankungen folgen ausführlich in den folgenden Kapiteln.

Chronisch entzündliche Darmerkrankungen (M. Crohn, Colitis ulcerosa)

Bei Morbus Crohn kommt es zu schweren Entzündungen im Gastrointestinaltrakt mit Fistelbildung und Verengungen (Strikturen). Es besteht eine TH1-Dominanz mit einer Vermehrung des Schlüsselzytokins IFN-γ, bei der Colitis ulcerosa ist eine TH2-Dominanz unter Vermittlung von Il-13 nachweisbar. Diese Erkrankung führt oft zu Abszessen im Dick- und Enddarm. Die vermuteten Entstehungsfaktoren sind vielseitig: Hygiene in westlichen Ländern, Zigarettenrauchen, Verwendung von Zucker oder fettem Fisch. Viele Untersuchungsergebnisse waren bisher widersprüchlich. Insgesamt sprechen die Befunde aber für eine Störung der HHNA und des sympathischen Nervensystems.

Multiple Sklerose (MS)

Multiple Sklerose ist eine entzündliche und degenerative Erkrankung. Genetische Faktoren und Umweltfaktoren spielen eine Rolle. Diese Erkrankung tritt in Industrienationen verstärkt auf, möglicherweise spielt auch die Ernährung oder ein Vitamin-D-Mangel eine Rolle. Nervenzellen gehen zugrunde und werden durch funktionsloses Bindegewebe ersetzt. Die Nebennieren der Patienten sind eher vergrößert, die Kortisolspiegel erhöht. Die Ausschüttung von ACTH ist verstärkt. Während Schwangerschaften reduziert sich die Krankheitsaktivität, danach erhöht sich die Anzahl der Schübe wieder. Schwangerschaften bewirken eine Abschwächung der TH1-Dominanz und eine Verstärkung der TH2-Immunantwort. Bei Männern scheint ein verminderter Testosteronspiegel den schubförmigen Verlauf der Multiplen Sklerose zu fördern. Aber auch das vegetative Nervensystem scheint gestört zu sein, im Vordergrund steht eine parasympathische Fehlsteuerung. Der Energiestoffwechsel ist gestört. Psychologischen Belastungsfaktoren wird eine Schlüsselrolle in der Auslösung von Schüben zugeschrieben.

Rheumatoide Arthritis

Genetische Faktoren spielen bei der rheumatoiden Arthritis eine große Rolle. Sie werden auf 50 Prozent des Gesamtrisikos geschätzt. Außerdem tragen verschiedene Umwelt- und Lebensstilfaktoren zur Entstehung der rheumatoiden Arthritis bei. Sie ist gekennzeichnet durch Entzündungen in Gelenken und Sehnen. Auch Entzündungen der Gefäße treten auf, wodurch Organe geschädigt werden.

Eine wichtige Funktion haben Antikörper gegen Eiweiße, die durch Citrullin geschädigt wurden. Sie sind bereits Jahre vor Ausbruch der Erkrankung nachweisbar. Rauchen fördert die Entstehung der rheumatoiden Arthritis. Die HHNA ist vermindert, deshalb steht weniger Kortisol zur Bekämpfung von Entzündungen zur Verfügung.

Systemischer Lupus erythematodes (SLE)

Auch bei dieser Erkrankung spielen genetische Faktoren eine bedeutende Rolle. Es ist eine Erkrankung, von der vor allem Frauen betroffen sind. Deshalb verwundert es nicht, dass Östrogene eine wichtige Rolle spielen. Orale Kontrazeptiva können Krankheitsschübe auslösen. Auch die UV-Strahlung ist von Bedeutung. Lebensbelastende Ereignisse stellen einen relevanten Faktor für Krankheitsverschlechterungen dar.

Autoimmune Schilddrüsenerkrankungen

Die Hashimoto-Thyreoiditis wird ausführlich wird in einem eigenen Kapitel besprochen. Autoimmune Schilddrüsenerkrankungen sind die häufigsten Autoimmunerkrankungen beim Menschen, etwa fünf Prozent der Bevölkerung sind betroffen. Unterschieden werden die Autoimmunthyreoiditis Hashimoto, die Postpartumthyreoiditis nach einer Schwangerschaft und der Morbus Basedow. Die Hashimoto-Thyreoiditis und M. Basedow unterscheiden sich darin, welche Zytokine sie freisetzen. Bei der Hashimoto-Thyreoiditis dominieren TH1-Lymphozyten mit einer Freisetzung von TNF-α und IFN-γ, beim M. Basedow dominieren die TH2-Lymphozyten und IL-10. Es besteht also eine TH2-Dominanz. Aufgrund von genetischen, Umwelt- und hormonellen Faktoren kommt es zur Freisetzung von Antigenen der Schilddrüse: TAK, TPO-AK und TRAK heißen diese Antikörper. Jod führt zu einer Zunahme der Entzündung, ebenso wie Bestrahlung, Rauchen und Infektionen.

Diabetes mellitus Typ 1

Auch bei dieser Erkrankung liegt eine chronische Autoimmunerkrankung vor. Die insulinproduzierenden Betazellen der Bauchspeicheldrüse werden durch das Immunsystem zerstört. Genetische und Umweltfaktoren spielen eine Rolle. Die Häufigkeit nimmt mit dem Abstand zum Äquator zu. Kuhmilch und Nitrosamine werden verantwortlich gemacht, ebenso wie Infektionen und psychische Faktoren.

Fibromyalgie und chronisches Erschöpfungssyndrom (CFS)

Beide Erkrankungen werden später ausführlicher beschrieben. Es liegt bei diesen Erkrankungen ebenfalls eine Störung des Immunsystems vor.

Sonderrolle Vitamin D

Welche Rolle spielt das Vitamin D? Es scheint ein Schlüsselfaktor in der geografischen Verteilung von Autoimmunerkrankungen zu sein. Ein Mangel fördert die Entstehung von Multipler Sklerose und Diabetes mellitus Typ 1. Auch chronisch entzündliche Darmerkrankungen verschlechtern sich bei Vitamin-D-Mangel.

Fibromyalgie

Die Fibromyalgie ist eine Erkrankung, die schon lange bekannt ist, aber früher unter verschiedenen anderen Bezeichnungen geführt wurde. Im 19. Jahrhundert wurde der Begriff Neurasthenie benutzt, später wurde sie im deutschsprachigen Raum als generalisierte Tendomyopathie bezeichnet. Schon 1904 hatte William Gowers, ein Neurologe, von Fibrositis gesprochen und unterstellte eine entzündliche Erkrankung. 1947 sprach Edward Boland von „psychogenic rheumatism“, was die psychische Begleitsymptomatik in den Vordergrund stellte.

1981 wurde von dem amerikanischen Rheumatologen Muhammad Yunus der Begriff Fibromyalgie erstmals verwendet. Wörtlich übersetzt heißt dies „Faser-Muskel-Schmerz“. Fibromyalgie und Fibromyalgie-Syndrom (FMS) werden heute synonym verwendet. Plausibel erscheint aber, die vielfältigen Symptome der Erkrankung hervorzuheben und die Erkrankung als Syndrom zu bezeichnen.

Von Yunus stammt auch die erste Klassifizierung der Fibromyalgie. Obligates Kriterium waren Schmerzen in mehr als drei Regionen des Bewegungsapparates, ohne dass eine Ursache wie z. B. eine entzündlich-rheumatologische Erkrankung gefunden werden konnte. Als Hauptkriterium galt das Vorhandensein von mehr als fünf der definierten Hauptschmerzpunkte (Tender Points). Nebenkriterien waren Veränderung der Schmerzcharakteristik durch körperliche Bewegung, Witterungseinflüsse und psychische Faktoren. Außerdem Schlafstörungen, Müdigkeit, Beklemmungen, Kopfschmerzen, Steifigkeit und Gefühlsstörungen. Neben dem Hauptkriterium mussten mindestens drei Nebenkriterien erfüllt sein.

In der späteren Klassifikation von 1990 durch das American College of Rheumatology (ACR-Kriterien) wurde die psychische Begleitsymptomatik nicht mehr berücksichtigt. Man konzentrierte sich ausschließ-

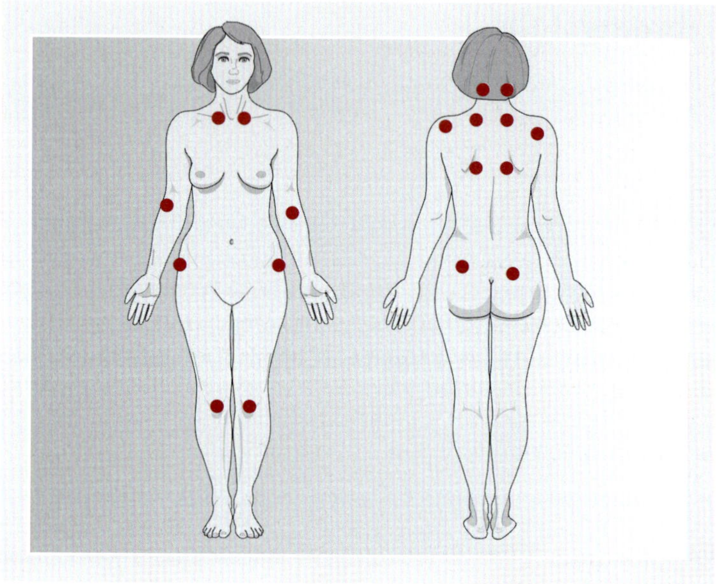

Die Hauptschmerzpunkte sind:

1.	Nacken	Muskelansätze beidseits am Hinterkopf
2.	Hals seitlich	Raum zwischen den Querfortsätzen C5 – C7 beidseits
3.	Musculus trapezius (Kaputzenmuskel, Rücken)	freier oberer Rand beidseits
4.	Muskulus supraspinatus (Schulter)	Schulterblatt beidseits am Oberrand
5.	Ansatz der 2. Rippe am Brustbein	Knorpel-Knochen-Übergang
6.	Epicondylus lateralis (äußerer Ellenbogenhöcker)	2 cm oberhalb des Ellenbogens beidseits
7.	gluteal (Gesäß)	äußerer oberer Quadrant beidseits
8.	Trochanter major (großer Hüfthöcker)	hintere Spitze am Hüftkopf beidseits
9.	Knie	oberhalb des Gelenkspaltes innen

lich auf die Anamnese und die Überprüfung der Tender Points. Die Schmerzausbreitung ist großflächig und besteht mindestens seit drei Monaten. Der chronische Schmerz ist lokalisiert in den Bereichen linke und rechte Körperhälfte, obere und untere Körperhälfte, es bestehen Schmerzen in der Halswirbelsäule, der Lendenwirbelsäule und dem vorderen Thoraxbereich. Nach den Richtlinien der ACR sollten 18 Tenderpoints untersucht werden. Dabei müssen mindestens 11 positiv sein.

Die Tenderpoints liegen meist gelenknah an den Sehnen-Muskel-Ansätzen. In den letzten Jahren wurde diese Druckempfindlichkeit zunehmend kritisch bewertet, da sie nur einen kleinen Ausschnitt des Krankheitsbildes darstellt. Sie ist quasi die Spitze eines Eisberges. Es werden laufend auch Menschen gefunden, welche die Kriterien der ACR erfüllen, aber keine medizinische Hilfe benötigen. Bei ihnen ist zwar die Schmerzschwelle auf etwa die Hälfte herabgesetzt (von 5,4 auf 2,8 kg), bei Fibromyalgiepatienten liegt sie allerdings nochmals niedriger bei 1,9 kg. Streng genommen sind die Tender Points keine diagnostischen Kriterien. Die Diagnosestellung kann erst nach dem Ausschluss anderer Erkrankungen erfolgen.

Weitere Symptome sind:

- Kälte- und Wärmeintoleranz
- Kopfschmerzen/Migräne
- niedriger Blutdruck mit kalten Händen und Füßen, Schwindel
- vermehrte Schweißsekretion
- Herzklopfen
- Kloßgefühl
- Verdauungsstörungen
- Verstopfung
- Müdigkeit
- Schlafstörungen

Die Fibromyalgie gehört heute zu den häufigsten Diagnosen, mit denen Rheumatologen konfrontiert werden. Gleichzeitig ist die Fibromyalgie aber – im Vergleich zu den klassischen rheumatologischen Erkrankungen – nur unzureichend definiert und erforscht. Sie ist eine multidisziplinäre Erkrankung. Fibromyalgie kann alleine oder in Begleitung anderer Erkrankungen, vorzugsweise der rheumatoiden Arthritis auftreten.

Yunus gibt an, dass etwa drei Prozent der Bevölkerung an Fibromyalgie leiden. Das wären 2,5 Millionen Menschen in Deutschland, 95 Prozent davon sind Frauen, meist im Alter zwischen 40 und 60 Jahren. Fibromyalgie kann allerdings auch schon bei Kindern auftreten oder erst im hohen Alter ausbrechen. Fibromyalgie kommt in allen Ländern und in allen sozialen Schichten vor.

Fibromyalgie ist eine Erkrankung, die eine starke sozioökonomische Bedeutung hat. Die Erkrankung besteht – in unterschiedlicher Ausprägung – lebenslang. Die Lebensqualität ist jedoch beeinträchtigt, sodass mit Fehlzeiten am Arbeitsplatz, vorzeitiger Berentung und auch erhöhten Scheidungsraten zu rechnen ist. Nach der Berentung kommt es nicht zu einer Abnahme der Krankheitsintensität, die Patienten beanspruchen in unverändertem Maß stark die Gesundheitssysteme.

Klinisches Bild Fibromyalgie, typische Anamnese

Im Vordergrund stehen Schmerzen am gesamten Bewegungsapparat. Diese können schon viele Jahre lang bestehen. Oft hatten Patienten schon in der Jugend immer wieder Schmerzen und waren mehrfach in orthopädischer Behandlung. Am stärksten betroffen sind die Hals- und Lendenwirbelsäule mit der benachbarten Muskulatur. Im mittleren Lebensalter kommt es zu einer Zunahme der Beschwerden, immer mehr schmerzhafte Körperregionen kommen hinzu. Der Häufigkeitsgipfel liegt bei Frauen am Beginn der Menopause. Auffällig ist die Stressüberempfindlichkeit dieser Patienten. Stress und Schmerz scheinen miteinander in Verbindung zu stehen. Daneben werden auch vegetative und psychische Symptome beobachtet, Ängstlichkeit und Depression stehen dabei im Vordergrund. Allerdings kann dieser Zustand nicht als somatisierte Depression bezeichnet werden. Doch dazu später mehr bei den differenzialdiagnostischen Abgrenzungen.

Bereits bei der Anamnese fällt auf, dass eine Häufung von Fibromyalgiefällen in der Familie besteht. Es sind die Mütter der weiblichen

Patientinnen, bei denen oft ebenfalls eine Fibromyalgie vorliegt. Neben den Muskelschmerzen beschreiben die Patienten auch Gelenkschmerzen, vorwiegend an den Händen. Die Schwellungen der Hände sind eher diffus und nicht im Bereich einzelner Gelenke lokalisiert. Sie haben Schwierigkeiten, Ringe abzustreifen.

Es wird erfasst, ob die oben aufgeführten vegetativ-funktionellen Störungen bestehen, ebenso wird nach Ängsten, Depressionen oder psychiatrischen oder psychosomatischen Behandlungen gefragt. Wichtig ist auch die Frage nach bisher durchgeführten medikamentösen Behandlungen und nach der Wirksamkeit von Schmerzmedikamenten. Wurden Antidepressiva oder andere Psychopharmaka eingesetzt? Weiter wichtig ist die Frage nach Traumata. Gab es Autounfälle? War dabei die Halswirbelsäule mitbetroffen? Gab es psychische Belastungen? Sexueller Missbrauch? Infektionen mit Hepatitis oder Borreliose?

Besteht gleichzeitig eine Erkrankung des rheumatischen Formenkreises? Rheumatoide Arthritis, Kollagenosen, Lupus erythematodes oder ein Sjögren-Syndrom? Hormonelle Störungen mit Erkrankungen der Schilddrüse, Nebenschilddrüsen oder der Nebennieren? Dann würde man von einer „sekundären Fibromyalgie“ sprechen. Bei einer „reaktiven“, sekundären Fibromyalgie verschwinden die Beschwerden wieder, wenn die auslösende Erkrankung erfolgreich behandelt wurde.

Die depressive Symptomatik entsteht reaktiv durch die Schmerzen, es ist keine Depression im klassischen Sinn. Möglicherweise haben Depression und Fibromyalgie die gleichen Auslöser im Zentralnervensystem. Fibromyalgie ist keine Untergruppe einer Depression. Fibromyalgie unterscheidet sich auch von einer anhaltenden somatoformen Schmerzstörung (ICD-10 F45.40) und einer chronischen Schmerzstörung mit psychischen und somatischen Faktoren (ICD-10 F45.41). Fibromyalgie wird mit M79.70 codiert.

Die allgemeininternistische und neurologische Untersuchung zeigt keine Auffälligkeiten. Bei der Erhebung des Gelenkstatus findet sich eine normale Beweglichkeit der Gelenke in allen Ebenen, eindeutige Schwellungen werden nicht gefunden. Danach werden die Hauptschmerzpunkte der Fibromyalgie aufgesucht und mit Daumendruck überprüft. Es zeigt sich eine erniedrigte Schmerzschwelle auf den mechanischen Druck im Bereich der Muskulatur bzw. der Sehnenansätze.

Wie bei allen unklaren Schmerzzuständen muss geklärt werden, ob Entzündungsparameter erhöht sind: Blutsenkungsgeschwindigkeit (BSG) und das C-reaktive Protein (CRP). Auch ein Blutbild sollte durchgeführt werden, ein Urinstatus und eine Kontrolle der Leberwerte, der Nierenwerte, der Blutsalze (Elektrolyte) und der Muskelenzyme (CK). Auch eine Überprüfung der Schilddrüsenhormone ist sinnvoll. Die Bestimmung des Parathormons der Nebenschilddrüsen erfolgt meist bei Auffälligkeiten im Kalziumstoffwechsel. Hilfreich ist auch die Bestimmung des Rheumafaktors (RF), des cyclisch citrullinierten Proteins (CCP) und der antinukleären Antikörper (ANA). Wichtig zu wissen ist, dass diese Werte auch bei der gesunden Normalbevölkerung leicht erhöht sein können. Laborwerte sind nur ein Baustein von vielen im Gesamtbild der Fibromyalgie und dürfen nicht falsch interpretiert werden. Für die Fibromyalgie gibt es keine beweisenden Laborbefunde. Die vor Jahren auch bei Fibromyalgie-Patienten gefundenen Serotoninantikörper sind in gleicher Häufigkeit auch bei der gesunden Normalbevölkerung nachweisbar.

Bildgebende Verfahren, die eine diagnostische Bedeutung erlangt haben, gibt es bei der Fibromyalgie nicht. Nur bei weiteren Begleiterkrankungen sind diese sinnvoll.

Die Diagnose Fibromyalgie ist also immer eine Ausschluss-Diagnose. Dabei müssen vor allem entzündliche rheumatische Erkrankungen ausgeschlossen werden. Gleichzeitig müssen großflächige Schmerzen am Bewegungsapparat vorliegen und es muss eine erniedrigte Schmerzschwelle auf mechanischen Druck bei der Untersuchung der Hauptschmerzpunkte nachweisbar sein.

Differenzialdiagnose

Im Sprachgebrauch wird die Polymyalgia rheumatika mit der Fibromyalgie verwechselt. Beides sind aber gänzlich unterschiedliche Krankheitsbilder. Die Polymyalgia rheumatika beginnt plötzlich hoch akut mit sehr hohen Entzündungswerten. Charakteristisch ist das rasche Ansprechen auf Kortikosteroide. Polymyositis und Dermatomyositis sind ebenfalls entzündliche Erkrankungen. Der CK-Wert ist dabei erhöht.

Schweregrad der Erkrankung

In Anlehnung an die AWMF-Leitlinie lassen sich die Verläufe in leichte und schwere unterscheiden:

Kriterium	Leichter Verlauf	Schwerer Verlauf
Körperliche Beschwerden	muskuloskelettale Beschwerden	muskuloskelettale Beschwerden, zusätzlich auch andere Organbeschwerden
Dauer der körperlichen Beschwerden	beschwerdearme Intervalle	keine beschwerdearmen Intervalle
Psychische Beschwerden	gering	ausgeprägt
Subjektive Krankheitsverarbeitung	angemessen	unangemessen, Ängste
Subjektive Beeinträchtigungen	gering	hoch
Arztbesuche	normale Frequenz	hohe Frequenz
Psychosoziale Belastung	leichtgradig	hoch
Kooperation (Arzt-Patient)	kooperativ	kritisch

Begleiterkrankungen

Von praktischer Bedeutung ist das gleichzeitige Auftreten einer Fibromyalgie mit einer entzündlichen Erkrankung aus dem rheumatischen Formenkreis. Untersuchungen haben ergeben, dass bei etwa 15 Prozent der Patienten Überlappungen vorkommen, mit rheumatoider Arthritis, Arthritis psoriatica, Morbus Bechterew oder verschiedenen Kollagenerkrankungen. Wenn dies der Fall ist, ergeben sich völlig andere therapeutische Konsequenzen. Die Schmerzproblematik bei rheumatoider Arthritis, die durch eine begleitende Fibromyalgie hervorgerufen wird, kann nicht durch eine Intensivierung der entzündungshemmenden Therapie beeinflusst werden. Hier müssen andere Therapeutika eingesetzt werden. Diese Patienten weisen eine noch stärkere Krankheitsintensität auf. Auch soziologische und psychologische Parameter sind ungünstiger im Vergleich zu Patienten, die ausschließlich an einer rheumatischen Erkrankung leiden.

Fibromyalgie ist eine interdisziplinäre Erkrankung: Da die Symptomatik der Erkrankung sehr unterschiedlich sein kann, werden meist Fachärzte verschiedener Fachrichtungen konsultiert.

Therapie

Die nachfolgenden Behandlungsgrundsätze entsprechen den AWMF-Leitlinien von 2012. Diese gelten bis 2017. Beteiligt waren verschiedene wissenschaftliche Fachgesellschaften.

Als erste Maßnahme wird empfohlen, dem Patienten die Diagnose „Fibromyalgie" mitzuteilen. Dadurch kommt es zu einer psychischen Entlastung beim Patienten und es scheint, dass die Patienten dann seltener verschiedene Ärzte aufsuchen. Der Patient kann sich besser selbst über die Erkrankung informieren.

In einem zweiten Schritt wird der Patient über empfohlene und nicht empfohlene Therapie-Maßnahmen unterrichtet. Gleichzeitig werden Begleiterkrankungen nach den bestehenden Leitlinien mitbehandelt. Die Therapien müssen immer kritisch auf ihre Wirksamkeit überprüft werden, dabei wird von einem Zeitraum von vier Wochen ausgegangen. Bewegungstherapien und psychotherapeutische Verfahren werden jeweils nach drei Monaten überprüft.

Bei der leichten Form der Fibromyalgie soll der Patient zu leichten körperlichen und psychosozialen Aktivitäten ermuntert werden. Bei der schweren Verlaufsform kommen medikamentöse Therapien, körperlich aktivierende und psychotherapeutische Verfahren zum Einsatz (multimodale Therapie). Bei der medikamentösen Therapie wird nach sechs Monaten ein Auslassversuch unternommen.

Die Behandlungskoordination sollte in der Hand eines Arztes liegen. Kein Fachgebiet in Deutschland erklärt sich aber dazu bereit, eine „Lotsenfunktion" für Fibromyalgie-Patienten zu übernehmen. Daher wird empfohlen, sich an einen Arzt mit entsprechenden Kenntnissen zu wenden, was in manchen Regionen Deutschlands jedoch schwierig sein kann.

Empfohlen werden: Ausdauertraining mit geringer bis mittlerer Intensität (Walking, Fahrradfahren, Tanzen, Aquajogging u. ä.), 2- bis 3-mal pro Woche, 30 Minuten lang, auch Krafttraining, Funktionstraining mit Trocken- und Wassergymnastik, Thermalbäder und Stretching.

Massagen sollen nicht angewendet werden. Auch eine operative Intervention, eine sogenannte Quadrantenoperation – eine mikrochirurgische Lösung von Verklebungen –, wird nicht empfohlen. Eine Chirotherapie soll ebenfalls nicht eingesetzt werden. Die Anwendung von hyperbarem Sauerstoff wird ebenfalls nicht empfohlen, auch keine Kältekammertherapie, keine Lasertherapie, keine Magnetfeldtherapie, keine TENS-Behandlung und keine transkranielle Magnetstimulation.

Zu folgenden Therapien gibt es weder eine positive noch eine negative Empfehlung, weil keine Studiendaten dafür vorliegen: Ganzkörperwärmetherapie mit wassergefilterter milder Infrarot-A-Strahlung und heißen Ganzkörperpackungen, hydrogalvanische („Stanger") Bäder, kraniosakrale Therapie und Lymphdrainage.

Multimodale Therapie

Diese Art der Therapie wird empfohlen, sie hat eine „starke" Empfehlung bekommen. „Multimodal" heißt, dass verschiedene Therapieansätze kombiniert werden. Eine multimodale Schmerztherapie erfordert eine interdisziplinäre Diagnostik durch mindestens zwei Fachdisziplinen, wobei eine psychiatrische, psychosomatische oder psychologische Disziplin Voraussetzung ist. Sie ist durch die gleichzeitige Anwendung von mindestens drei der folgenden Therapieverfahren unter ärztlicher

Behandlungsleitung definiert: Psychotherapie, spezielle Physiotherapie, Entspannungsverfahren, Ergotherapie, medizinische Trainingstherapie, sensomotorisches Training, Arbeitsplatztraining, Kunst- oder Musiktherapie oder sonstige übende Therapien. Die multimodale Therapie war in Studien hochwirksam. Allerdings wurden keine Studien mit schwer erkrankten Patienten durchgeführt.

Psychotherapie

Eine psychotherapeutische Behandlung wird bei folgenden Konstellationen empfohlen:

- ungenügende Krankheitsbewältigung
- starke Stressbelastungen
- begleitende`psychische Störungen

Eingesetzt werden sollen:

- Entspannungsverfahren in Kombination mit aerobem Training und
- kognitive Verhaltenstherapie als Monotherapie oder in Kombination mit aerobem Training

Die Wirksamkeit beider Verfahren ist jedoch sehr gering – bei ausschließlich kognitiver Verhaltenstherapie – und gering bis mäßig in Kombination mit aerobem Training.

Weitere Empfehlungen sind Biofeedback. Die Wirksamkeit ist allerdings ebenfalls gering. Auch Hypnose war nur gering wirksam.

Nicht empfohlen werden Entspannungstherapie als Monotherapie und therapeutisches Schreiben.

Für andere Psychotherapieverfahren konnte weder eine positive noch eine negative Empfehlung gegeben werden, da es dazu keine Daten gibt. Eine tiefenpsychologische Therapie ist unwirksam.

Medikamentöse Therapie

Es gibt in Deutschland kein Medikament, das für die Behandlung von Fibromyalgie zugelassen ist. Dennoch gibt es Empfehlungen für verschiedene Medikamente.

Duloxetin

Eine zeitlich befristete Therapie in einer Dosierung von 60 mg sollte bei Patienten durchgeführt werden, die gleichzeitig an einer Depression und/oder einer Angststörung leiden. Duloxetin ist ein Serotonin-Noradrenalin-Wiederaufnahmehemmer. Die Wirkung auf Serotonin ist 5-fach stärker als auf Noradrenalin. Die Wirksamkeit dieses Medikamentes ist allerdings nur mäßig. Es hat keine positiven Effekte auf die Schlafqualität. Die Akzeptanz ist gering, die Abbruchrate ist hoch. In den neuen Leitlinien wurde deshalb dieses Medikament zurückgestuft.

Amitriptylin

Auch dieses Medikament verfügt über keine Zulassung zur Behandlung der Fibromyalgie. Es kann aber zeitlich befristet in einer Dosierung von 10 bis 50 mg täglich zur Therapie chronischer Schmerzen im Rahmen eines Gesamtkonzeptes eingesetzt werden. Amitriptylin ist ein trizyklisches Antidepressivum. Wirksamkeit und Akzeptanz sind ebenfalls mäßig. Auch bei diesem Medikament erfolgte eine Zurückstufung.

Pregabalin

Falls eine Therapie mit Amitriptylin nicht möglich ist, kann eine Therapie mit diesem Medikament erwogen werden. Die Dosierung beträgt 150 bis 450 mg täglich. Es handelt sich hier um einen „Off-label-Use“, weil das Medikament keine Zulassung zur Behandlung von Fibromyalgie besitzt. Der Patient muss über die juristische Problematik dieser Therapie informiert werden, es gibt eine besondere Aufklärungspflicht. Dieses Medikament zählt zu den Antiepileptika. Die Wirksamkeit und die Akzeptanz bei Patienten sind gering. Die Nebenwirkungsrate ist hoch, das Medikament verfügt über ein Suchtpotenzial. In den Leitlinien wurde dieses Medikament um zwei Stufen zurückgesetzt.

Andere Serotonin-Wiederaufnahme-Hemmer

Die Medikamente Fluoxetin (20–40 mg) und Paroxetin (20–40 mg) können zeitlich befristet bei gleichzeitig bestehenden Depressionen und Angststörungen eingesetzt werden. Auch sie haben keine Zulassung zur Behandlung der Fibromyalgie. Die Wirksamkeit ist mäßig, die Akzeptanz schlecht. Auch diese Medikamente wurden in den Leitlinien herabgestuft.

Nicht empfohlen werden antivirale Substanzen (stark negative Empfehlungen). Benzodiazepine sollten wegen der suchterzeugenden Wirkung ebenfalls nicht eingesetzt werden, ebensowenig Dopaminagonisten, weil sie unwirksam und mit starken Nebenwirkungen behaftet sind.

Der Einsatz von Hormonen zur Therapie der Fibromyalgie ist nicht gerechtfertigt. Auch Interferon oder Ketamin sollte nicht eingesetzt werden. Eine Behandlung mit Lokalanästhetika war unwirksam.

Natriumoxybat sollte nicht eingesetzt werden. Es erhöht den Umsatz von Hydroxytriptamin, hat Einfluss auf das Opioid-System und verstärkt GABA. Dieses Medikament ist zur Behandlung der Narkolepsie zugelassen. Die Wirksamkeit bei Fibromyalgie ist gering, die Nebenwirkungsrate ist hoch.

Auch Neuroleptika sollten zur Behandlung der Fibromyalgie nicht eingesetzt werden.

Starke Opioide wie Morphin, Buprenorphin, Fentanyl, Hydromorphon oder Oxycodon sollten nicht zur Behandlung der Fibromyalgie eingesetzt werden. Die Patientenakzeptanz ist gering, die Risiken sind hoch. In den Leitlinien erfolgte eine Herabstufung um zwei Stufen.

Serotoninrezeptor(5HT3)-Antagonisten wie Tropisetron sollten nicht zur Behandlung von Fibromyalgie eingesetzt werden. Sie sind unwirksam und die Nebenwirkungen sind zahlreich.

Negative Empfehlungen liegen auch für Cannabinoide vor, allerdings führen sie zu einer Verbesserung der Schlafqualität gegenüber Amitriptylin. In der Schmerzreduktion bestand aber kein Unterschied. Negative

Empfehlungen bestehen für Flupirtin, Milnacipran, Monoaminoxidasehemmer und Muskelrelaxanzien.

Der Einsatz von nichtsteroidalen Antirheumatika (NASR) wie Ibuprofen oder Diclofenac wird nicht empfohlen. Es bestand in der Wirksamkeit kein Unterschied zu Placebo. Nebenwirkungsrate und Abbruchrate sind hoch.

Weder positiv noch negativ werden bewertet: Gabapentin, Noradrenalin-Wiederaufnahme-Hemmer, schwache Opioide wie Tramadol oder schwache Analgetika wie Acetylsalicylsäure, Paracetamol oder Novaminsulfon.

Es ist ziemlich ernüchternd, wie wenig sichere Behandlungsmöglichkeiten die Leitlinien vorschlagen. Es gibt keine Medikamente zur Behandlung der Fibromyalgie. Sie müssen erst noch gefunden werden. Zunächst soll ausführlicher die Pathophysiologie der Fibromyalgie besprochen werden, um danach weitere, alternative Therapieansätze vorzustellen.

Ätiologie und Pathophysiologie der Fibromyalgie

Ätiologie und Pathophysiologie der Fibromyalgie sind weiterhin unklar. Allerdings hat sich die Blickrichtung von der Peripherie, also dort, wo der Schmerz vom Patienten angegeben wird, immer mehr zum Zentralnervensystem verlagert. Die Schmerzschwelle ist stark reduziert. Weitere zentralnervöse Störungen liegen als Begleiterkrankungen vor, sodass der Ursprung der Symptome dort bergründet sein muss. Die üblicherweise erhobenen Laborbefunde liegen im Normbereich. Die Entzündungswerte sind nicht erhöht. Trotzdem lassen sich auffällige Laborparameter nachweisen. In der Zwischenzeit gibt es viele Studien zur Fibromyalgie.

Viele Faktoren können eine Fibromyalgie hervorrufen:

- Störung der Hypothalamus-Hypophysen-Nebennierenrinden-Achse
- Zwangshaltung bei der Arbeit, die außerdem monoton ist

- dauerhafte Lebensbedrohung
- Heimunterbringung, finanzielle Not
- rheumatoide Arthritis
- Rauchen, Übergewicht, mangelnde körperliche Aktivität
- Misshandlung im Kindesalter
- sexueller Missbrauch im Kindes- und Erwachsenenalter
- Stress am Arbeitsplatz
- Vitamin-D-Mangel
- Unfälle

Diese Laborparameter und Gewebsuntersuchungen sind auffällig:

- Substanz P im Liquor erhöht
- Serotonin im Liquor und im Serum erniedrigt
- Glutamat im Liquor und im Serum erhöht
- Interleukin 6 (IL-6) und Interleukin 17a (IL-17a) erhöht
- Nervenwachstumsfaktoren wie NGF und BDNF im Liquor erhöht
- „Small Fiber Neuropathie" (Anzahl kleiner Nervenfasern nimmt ab)

Eine Vielzahl von Befunden macht es schwer, die wirkliche Ursache von Fibromyalgie zu ermitteln.

Neuere Ergebnisse aus dem Nerven-, Hormon- und Immunsystem

Bereits 2003 haben P. A. Berg und R. Klein darauf hingewiesen, dass bei Fibromyalgie eine TH2-Dominanz vorliegt. Wir müssen also bei Fibromyalgie von einer Autoimmunerkrankung ausgehen. Leider wurden bisher keine spezifischen Autoantikörper gefunden. Die Erhöhung der Zytokine IL-6 und IL17a unterstützt aber diesen Verdacht. Bestimmte Strukturen des Gehirns produzieren Zytokine oder Zytokin-Rezeptoren. Auffällig ist, dass besonders das limbische System, unser „emotionales Gehirn", diese Rezeptoren in großer Zahl aufweist. Dieser Gehirnabschnitt hat eine enge Verbindung zu Hypothalamus und Hypophyse. Eine Störung dieser Achse ist eindeutig nachgewiesen worden. Das limbische System kontrolliert Schlaf, Appetit, Schmerz, Stimmung, Gedächtnis und Temperatur.

Wir kennen bereits ein Symptom, das durch eine Störung der Regulationssysteme durch Zytokine entsteht, nämlich das Fieber. Es entsteht durch eine Verschiebung des Sollwertes bei der Abwehr von Erregern durch die Freisetzung der Zytokine. Ist die Infektion beseitigt, dann normalisiert sich allerdings die Körpertemperatur wieder. So ähnlich müssen wir uns die Situation bei der Fibromyalgie auch vorstellen. Zytokine verändern die Schmerzschwelle. Bereits durch geringen Druck auf bestimmte Körperregionen entsteht Schmerz. Die genaue Ursache ist unbekannt. Es sind viele Ursachen, vielleicht auch ausgelöst durch eine Infektion oder eine Entzündung.

Der entscheidende Unterschied zum Fieber besteht allerdings darin, dass wir nach einer bestimmten Zeit keine Normalisierung erfahren. Die Schmerzempfindlichkeit geht nicht zurück, sie bleibt weiter bestehen. Es existiert keine Reversibilität. Warum ist das so?

Das limbische System hat noch weitere Aufgaben. Es hat eine Schlüsselrolle bei der Übertragung von Informationen. Dort erfolgt der Übergang vom Kurzzeit- zum Langzeitgedächtnis. Durch Üben und Wiederholen gelangt die Information schließlich ins Langzeitgedächtnis und wird dort gespeichert. Der Fibromyalgie-Patient hat häufig Gedächtnisstörungen.

Das zentrale Nervensystem kommuniziert mit der Peripherie über Neurotransmitter. Serotonin, einer dieser Neurotransmitter, der zu den „beruhigenden" Neurotransmittern zählt, ist bei Fibromyalgie-Patienten vermindert. Glutamat, ein erregender Neurotransmitter, ist häufig erhöht. Die enge Beziehung zwischen Nervensystem, Hormonsystem und Immunsystem wird hier sehr deutlich.

Viele Forscher haben sich die Frage gestellt, warum die einmal entstandene Schmerzempfindlichkeit nicht wieder zurückgeht. Warum behält der Fibromyalgie-Patient seine Schmerzempfindlichkeit? Auch Muhammad B. Yunus, der Erstbeschreiber der Fibromyalgie, hat sich diese Frage oft gestellt. Er spricht inzwischen von „Central Sensitivity Syndroms" (CSS). Das Gehirn ist überempfindlich geworden. Was sind die Ursachen?

Eine wichtige Rolle spielt der NMDA-Rezeptor im Gehirn, der ja eigentlich ein Ionenkanal ist. Es ist ein Glutamatrezeptor, der vor allem im limbischen System vorkommt. Dieser Rezeptor wirkt wie eine Schleuse, die im Normalfall durch Magnesium blockiert ist. Lernen und Gedächtnis werden durch diesen Rezeptor unterstützt. Dieser Rezeptor beeinflusst die Schmerzempfindung. Er wird durch Ketamin, ein Narkosemittel, das den Schmerz beeinflusst, blockiert. Eine Erregung des Rezeptors führt zu einer Entfernung des Magnesiums. Damit ist der Kanal geöffnet und Kalzium und Kalium können nun durch. Das Ergebnis ist die Weiterleitung einer Information. Dies ist eine Funktion des Lernens. Bei der Fibromyalgie kommt es über viele geöffnete NMDA-Rezeptoren zu einer Verstärkung von Reizen, insbesondere von Schmerzreizen. Dies ist der Grund, warum die Schmerzempfindlichkeit erhalten bleibt. Unklar ist, warum so viele dieser Rezeptoren bei Fibromyalgie-Patienten „geöffnet" sind.

Welche therapeutischen Maßnahmen sind sinnvoll?

Wir müssen sowohl das Nervensystem als auch das Hormon- und das Immunsystem berücksichtigen. Wir gehen davon aus, dass Fibromyalgie eine Autoimmunerkrankung ist. Deshalb muss auch das Immunsystem in die Behandlung mit einbezogen werden. Wir haben gesehen, dass Zytokine an Rezeptoren besonders im Bereich des limbischen Systems binden und dort Reaktionen auslösen. Diese Zytokine gilt es zu senken.

Dann muss die TH2-Dominanz abgeschwächt werden. Hierfür stehen verschiedene Substanzen zur Verfügung. Im Darm sind Glutamin, Zeolith und Probiotika wirksam. Andere Substanzen sind Echinacin, Ingwer und Lakritze.

Auch Störungen des Hormonsystems müssen behandelt werden. Im Vordergrund stehen die Schilddrüse und die Nebennieren. Bei der Nebennierenschwäche handelt es sich um eine funktionelle Störung durch „Anpassungsvorgänge" an der „Stressachse" Hypothalamus-Hypophyse-Nebenniere. Auch eine Normalisierung der Geschlechtshormone verbessert die Krankheitssymptome.

Die Behandlung von Störungen des Nervensystems ist erfolgversprechend. Eine Normalisierung des Serotoninspiegels ist anzustreben. Dazu wird 5-Hydroxy-Tryptophan eingesetzt. Das erhöhte Glutamat kann mit dem bereits oben erwähnten Glutamin gesenkt werden.

Weitere Therapiemöglichkeiten zur Verbesserung des mitochondrialen Energiestoffwechsels sind Methylcobalamin (Vitamin B12), D-Ribose, L-Carnitin und Coenzym Q10.

Der Aufwand dieser Therapie ist beträchtlich. Es sind verschiedene „Mosaiksteine", die zusammen jedoch zu einer Verbesserung des Gesundheitszustandes beitragen.

Hashimoto-Thyreoiditis

Genau lässt es sich nicht sagen, aber etwa fünf Prozent der Bevölkerung in Deutschland leiden an einer Hashimoto-Thyreoiditis. Möglicherweise sind es inzwischen schon zehn Prozent, weil die Anzahl der Erkrankten stark ansteigt. Die Diagnose stützt sich auf den Nachweis der Schilddrüsenantikörper TPO und TAK. Gleichzeitig findet man in der Sonografie eine dunkle („echoarme") und fleckige Schilddrüse.

Falls die Erkrankung schon einige Zeit besteht, hat sich in der Zwischenzeit die Schilddrüse immer mehr verkleinert oder hat nur noch ein geringes Volumen (atrophisch). Die vergrößerte oder hypertrophe Form ist ziemlich selten, meist verbirgt sich dann ein Morbus Basedow hinter dieser Schilddrüsenerkrankung. Die Halsregion ist druckempfindlich und manchmal lassen sich schmerzhafte Lymphknoten tasten. Ein Schilddrüsenszintigramm, also eine nuklearmedizinische Untersuchung der Schilddrüse, liefert keine weiteren Erkenntnisse. Die Bilder sind flau, weil das radioaktive Technetium nur schlecht aufgenommen wird. Eine Ausnahme sind Knoten innerhalb der Schilddrüse mit einem Durchmesser von über 1 cm mit gleichzeitigem Verdacht einer Autonomie. Dies ist eine spezielle Form einer Knotenbildung. Diese Knoten unterliegen nicht mehr der Kontrolle durch die Hypophyse. Aber dies ist eher selten.

Die Hashimoto-Thyreoiditis ist eine Erkrankung des Immunsystems, bei der die Schilddrüse zerstört wird, weil die Grenze zwischen Selbst und Nicht-Selbst aufgehoben ist.

Wir haben in einem früheren Kapitel erfahren, dass das Immunsystem ein Sinnesorgan ist. Jedes Sinnesorgan informiert das Gehirn, sodass auch das Nervensystem mitberücksichtigt werden muss. Alle Systeme informieren sich also gegenseitig. Hier nochmals der Überblick:

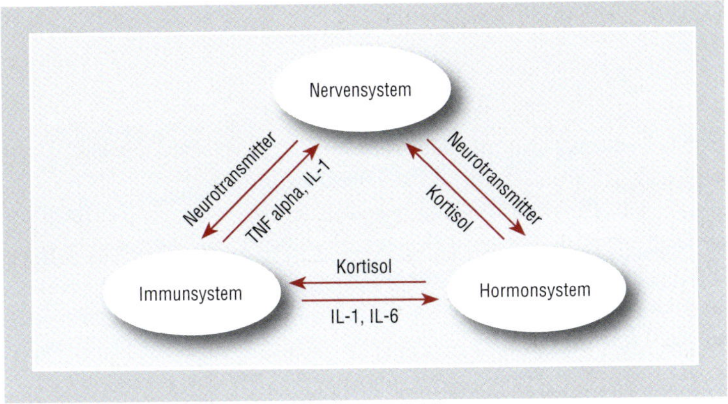

Die Botenstoffe sind Neurotransmitter, Zytokine und Kortisol.

Befassen wir uns zunächst mit den hormonellen Auswirkungen von Hashimoto. Diese sind uns ja auch am Geläufigsten.

Hormonelle Auswirkungen bei Hashimoto

Das Immunsystem schädigt die Schilddrüse und somit die körpereigene Hormonproduktion. Das bedeutet, dass immer weniger Schilddrüsenhormon zur Verfügung steht. Das muss zunächst nicht auffallen. Selbst wenn die körperliche Leistungsfähigkeit nachlässt, werden oft zunächst Belastungen im Beruf oder in der Familie dafür verantwortlich gemacht. Oft nimmt das Körpergewicht sehr rasch zu, ohne dass mehr gegessen wird. Auch Sport kann die Gewichtszunahme nicht wesentlich bremsen, manche Menschen klagen über eine bleierne Müdigkeit nach körperlicher Betätigung mit Muskelschmerzen. Es dauert Tage, bis sie wieder verschwinden. Die Veränderungen können auch sehr langsam in Erscheinung treten. Wird gleichzeitig geraucht, dann wird es meist erst nach einem Rauchstopp auffällig, dass der Schwung von früher verloren gegangen ist und das Körpergewicht ansteigt. Der Hormonmangel führt zur Schilddrüsenunterfunktion. Eine Ultraschalluntersuchung der Schilddrüse hilft, die Schilddrüsenfunktionsstörung weiter abzuklären.

Das sind die Symptome:

Schilddrüsenunterfunktion

- Müdigkeit und Erschöpfung
- Konzentrationsstörung und Abnahme der Gedächtnisleistung
- niedriger Puls und Anstieg des Blutdrucks
- dumpfes Herzklopfen
- Depression, Ängste und Panikattacken, Schlafstörungen
- trockene, stumpfe Haare, die leicht ausgehen
- trockene, kühle Haut
- Verstopfung
- häufiges Frieren
- Gewichtszunahme trotz normaler Ernährung und Sport
- Kribbeln und Einschlafen der Hände überwiegend in der Nacht

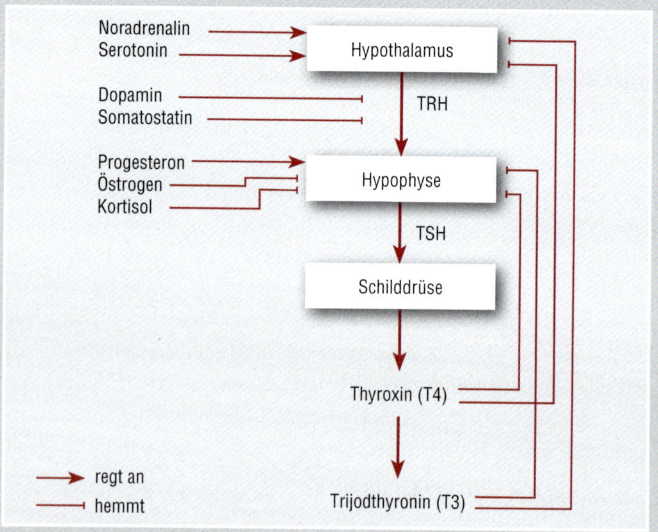

Regulation der Schilddrüsenhormone Trijodthyronin (T3) und Thyroxin (T4).

- schlechte Wundheilung und Tendenz zu blauen Flecken
- Gelenk- und Muskelschmerzen
- verlangsamte Reaktionsfähigkeit, kein Antrieb
- Immunschwäche
- Anstieg des Gesamt-Cholesterins, bei Abfall des HDL-Cholesterins
- Zyklusstörungen

Zu Beginn der Erkrankung kann für einige Zeit bei einigen Patienten auch eine Schilddrüsenüberfunktion bestehen. Hier die Symptome:

Schilddrüsenüberfunktion

- Unruhe, Reizbarkeit, Nervosität
- Herzklopfen, Herzrasen, Vorhofflimmern
- Blutdruckerhöhung
- Muskelschwäche, Muskelschmerzen wie bei Muskelkater
- Zittern der Hände
- Schlafstörungen
- Schwitzen
- Haarausfall
- feuchte, zarte und warme Haut
- Heißhunger und starker Durst, dabei aber Gewichtsverlust
- weicher Stuhl oder Durchfall
- Zyklusstörungen

Die Schilddrüsenüberfunktion kommt durch den Gewebszerfall mit rascher Freisetzung der gespeicherten Hormone zustande. Ist dieser Vorrat aufgebraucht, sinken die Schilddrüsenhormone wieder ab.

Wie wird die Schilddrüsenfunktion reguliert?

Es ist ein Regelkreis mit negativer Rückkoppelung. Er funktioniert wie bei einem Thermostaten. Die Zimmertemperatur sinkt ab und die Heizung springt an. Oder hier: Die Schilddrüsenhormone gehen zurück und der TSH-Wert steigt an und stimuliert in der Schilddrüse die Bildung der Schilddrüsenhormone und verbessert gleichzeitig die Umwandlung von Thyroxin zu Trijodthyronin. Sind wieder genügend

Hormone gebildet worden, dann sinkt das TSH wieder ab. Sind zu viel Schilddrüsenhormone im Blut, wird das TSH ganz niedrig oder nicht mehr messbar. Man sagt, dass der Regelkreis nun supprimiert sei.

Es gibt zwei Schilddrüsenhormone: Thyroxin (abgekürzt T4) und Trijodthyronin (abgekürzt T3). T3 entsteht aus T4 durch Abspaltung eines Jodatoms. T4 wird viel langsamer (nach 1 Woche sind noch 50 Prozent vorhanden) abgebaut als T3, das schon nach einem Tag auf die Hälfte seines Ausgangswertes abgesunken ist. Die Umwandlung findet nur zu zehn Prozent in der Schilddrüse selbst statt. Der Hauptanteil wird in den Organen wie Leber und Niere in die aktive Form überführt. Die Schilddrüsenhormone wirken direkt im Zellkern der Zellen. Sie haben dort Einfluss auf die Gene. Das Enzym, das die Umwandlung vornimmt, braucht Selen. Ohne Selen ist die Umwandlung behindert.

Im Zusammenhang mit der Diagnose Hashimoto können auch andere Erkrankungen nachgewiesen werden. Es sind:

- Mitralklappenprolaps
- Karpaltunnelsyndrom
- polyzystische Ovarien
- Depression
- Anämie
- Zöliakie
- Zyklusstörungen
- Nebennierenschwäche
- Kryptopyrrolurie
- chronisches Erschöpfungssyndrom (CFS)
- Fibromyalgie
- Reizdarmsyndrom
- Chemikaliensensitivität
- Elektrosensibilität

Welche Laborwerte sind wichtig? Hier eine Zusammenstellung.

- TSH
- TRH-Test (wird nur noch sehr selten durchgeführt)
- FT3, FT4
- Schilddrüsenantikörper: TPO, TRAK, TAK
- BSG
- CRP

Außerdem:

- 25-OH-Vitamin D
- Vitamin B12
- Zink
- Ferritin
- Selen
- Transglutaminase IgA und IgG

Therapie

Die Therapie der Schilddrüsenunterfunktion erfolgt mit L-Thyroxin, evtl. zusätzlich Trijodthyronin. Dabei ist zu beachten, dass die Einnahme der Tablette 30 Minuten vor der Nahrungsaufnahme erfolgen sollte. Der durchschnittliche Hormonbedarf beträgt 1–2 µg/kg Körpergewicht. Eine Laborkontrolle sollte vor der Einnahme der Hormone erfolgen. Das heißt, Sie nehmen dann die Tablette erst nach der Blutabnahme ein. Das Therapieziel ist ein TSH von etwa 1 bei jüngeren Patienten oder etwa 2,0–2,5 bei den älteren. Diese reagieren empfindlicher auf die zugeführten Schilddrüsenhormone – mit Herzklopfen oder Nervosität. Dann wird geschaut, dass FT3 etwa in der Mitte und das FT4 im oberen Referenzbereich liegen. Die Dosierung ist also sehr individuell. Initial beginnt man mit 12,5–25 µg/Tag, mit einer Steigerung alle 4 bis 6 Wochen, entsprechend dem klinischen Befund und dem Laborbefund.

Besteht eine Schilddrüsenüberfunktion durch die Hormonfreisetzung, kann meist abgewartet werden, weil diese nur gering ausgeprägt ist. Eventuell wird niedrig dosiert ein Betablocker gegeben. Anders sieht es aus, wenn die Schilddrüsenüberfunktion durch TRAK-Antikörper wie beim Morbus Basedow verursacht wurde. Dann müssen oft Thyreostatika wie Propycil oder Carbimazol eingesetzt werden.

In der Schwangerschaft steigt der Hormonbedarf beträchtlich an. Eine gesunde Schilddrüse passt sich der neuen Situation an. Die Hashimoto-Schilddrüse ist aber dazu nicht mehr in der Lage. Also muss zusätzlich L-Thyroxin verabreicht werden. Die Dosis erhöht sich deshalb auf 25 bis 75 µg L-Thyroxin. Alle 4 bis 6 Wochen findet eine Laborkontrolle statt. Zusätzlich Jodeinnahmen sollten vermieden werden, da Jod den Entzündungsprozess zusätzlich fördert. Nach der Schwangerschaft muss meist die Schilddrüsenhormondosis wieder reduziert werden. Auch in dieser Phase werden die Hormone engmaschig kontrolliert. Außerdem müssen die Schilddrüsen-Antikörper gemessen werden, um einen Anstieg nach der Schwangerschaft zu erkennen.

Kinder können ebenfalls an einer autoimmunen Schilddrüsenfunktionsstörung erkranken. Wichtig ist zu wissen, dass der TSH-Wert altersabhängig gestaffelt ist. Auch die Beschwerden sind altersabhängig. Oft leiden gleichzeitig Angehörige von Patienten an einer Schilddrüsenfunktionsstörung. Die Schilddrüsen-Antikörper sind bei Kindern viel seltener nachweisbar als bei Erwachsenen. Die Sonografie mit der Echoarmut gibt aber den Hinweis.

Es gibt Menschen, welche die üblichen Schilddrüsenhormonpräparate nicht vertragen und mit Unruhe, Herzrasen und Übelkeit reagieren. Sie haben oft bereits verschiedene Präparate ausprobiert, aber immer kam es dabei zu ähnlichen Reaktionen. In dieser Situation helfen dann die alternativen Schilddrüsenhormonpräparate vom Schwein. Sie heißen: Armour®, Erfa® oder RLC-LAB®. Die Zusammensetzung der Schweinehormone ist anders als beim Menschen. Sie enthalten einen höheren T3-Anteil. Das Verhältnis von T4 : T3 ist 4 : 1 anstelle von 10 : 1 beim Menschen. Durch den hohen T3-Anteil fällt das TSH stark ab und das FT4 liegt im Vergleich zum FT3 niedrig.

Ein Phänomen ist eine Störung der Umwandlung (Konversionsstörung) von T4 zu T3, das früher nach dem Erstbeschreiber Denis-Wilson-

Syndrom genannt wurde. Hier ist die Umwandlung von T4 zu T3 vermindert und es kommt gleichzeitig zu einer Zunahme von inaktivem rT3 (Reverse T3) – es ist ein „Schongang der Natur". In leichter Form kommt es bei Menschen mit vielen Belastungen vor. Man schätzt, dass etwa zehn Prozent der Schilddrüsenpatienten betroffen sind. Ausgeprägt ist dieses Phänomen bei schweren, lebensbedrohlichen Erkrankungen, die nichts mit der Schilddrüse zu tun haben, wie Leber- und Niereninsuffizienz, Herzinfarkt, Tumorerkrankungen, Lungenembolie oder Sepsis (Blutvergiftung). Typisch ist, dass das TSH im Normbereich liegt, aber T3 und/oder T4 sind vermindert. Je niedriger das T3, desto schlechter geht es dem Patienten. Immer hat in dieser Situation die schwere, nicht schilddrüsenspezifische Erkrankung Vorrang. Eine Behandlung mit Schilddrüsenhormonen wäre in dieser Situation zum Nachteil des Patienten.

Anders sieht es aus, wenn Stress und Belastungen im Vordergrund stehen. Dann kann es sinnvoll sein, den T3-Mangel auszugleichen. Abhilfe schaffen kleine Dosen von T3 (Thybon®) zusätzlich zum L-Thyroxin. Der Patient muss aber engmaschiger kontrolliert werden.

Immunsystem und Immunmodulation

Die Autoimmunthyreoiditis Hashimoto ist eine Erkrankung des Immunsystems. Deshalb ist es wichtig, auch das Immunsystem mitzuberücksichtigen. Hormone wirken aufs Immunsystem, die Zytokine verstärken die Entzündung in der Schilddrüse. Doch was war der Auslöser? Wodurch ist die Schilddrüsenerkrankung entstanden? Vieles spricht für einen Jodüberschuss. Es gibt Menschen, die das zugesetzte Jod in der Nahrung nicht vollständig verarbeiten können. Hinzu kommt ein Selenmangel. Selen schützt die Schilddrüsenzelle vor zu viel Jod. Das Jod-Selen-Verhältnis stimmt nun nicht mehr. Zu viel Jod überfordert die selenabhängige Glutathionperoxidase, die zusammen mit Glutathion das in der Zelle entstehende Wasserstoffperoxid beseitigen und es in Wasser umwandeln. Gleichzeitig liegt in der Regel ein Vitamin-D-Mangel vor, sodass das Immunsystem unkontrolliert aktiv wird. Stressfaktoren und Infektionen wie das Pfeiffer'sche Drüsenfieber, Borreliose oder

Denguefieber verstärken die immunologische Reaktion. Auch Schwankungen und Ungleichgewichte anderer Hormonsysteme wie eine Östrogendominanz oder polyzystische Ovarien mit vermehrter Produktion männlicher Hormone verstärken den Immunprozess.

Und die Ernährung spielt eine Rolle, nämlich das Gluten. Die Frage ist, ist es das Gluten oder sind es die Amylase-Trypsin-Inhibitoren (ATI)? Vieles spricht für ATI. ATI ist stark an den Glutengehalt des Getreides gekoppelt. Es ist ein Schutzfaktor, ein „Insektenabwehrstoff" für das Getreide, der die Abwehrkräfte der Getreidesorten erhöht. Krankheitserreger werden damit abgehalten. Gleichzeitig steigen die Erträge pro Hektar Ackerland, je mehr ATI zur Verfügung steht. Also enthalten moderne Weizensorten viel ATI. Dinkel, eine alte Weizensorte, hat nur die Hälfte an ATI. Noch weniger Gluten haben die alten Weizensorten Emmer und Einkorn. Weil die Erträge schlecht sind, ist dieses Mehl aber viel teurer. Etwa zehn Prozent der Menschheit soll Probleme mit dem ATI haben. Wir haben bisher immer von Glutensensitivität gesprochen. Sobald diese Menschen weniger glutenhaltige Produkte essen, geht es ihnen besser. Ihre Leistungsfähigkeit nimmt zu, der Blähbauch nimmt ab und auch die „unbegreifliche" Gewichtszunahme wird gestoppt. Eine Vermeidung von ATI (Gluten) senkt Entzündungsreaktionen durch Verminderung bestimmter Zytokine bei Autoimmunerkrankungen, insbesondere bei Hashimoto.

Eine wichtige Rolle bei der Entstehung von Autoimmunerkrankungen spielt der Vitamin-D-Mangel. Etwa drei Viertel aller Deutschen haben zu wenig Vitamin D. In Europa besteht ein starkes Süd-Nord-Gefälle. Der Vitamin-D-Mangel ist assoziiert mit Autoimmunerkrankungen. Die Skandinavier, insbesondere die Finnen haben dies schon lange erkannt und substituieren Vitamin D, insbesondere bei den Kindern. Vitamin D reguliert das Immunsystem. Es senkt TH1 und verstärkt TH2, es vermindert also die TH1-Dominanz bei Hashimoto.

Immunmodulation, das ist das Stichwort. Also Abschwächung der TH1-Dominanz. Wie geht das?

- Vitamin D in therapeutischer Dosierung (Dekristol® 20 000) 1 bis 2 Kapseln/Woche
- Selen 200 µg täglich
- Gluten und ATI reduzieren
- eventuell Milcheiweiß reduzieren
- Curcumin, Resveratrol, Quercetin
- grüner Tee (Kaffee)

Und das Nervensystem? Wie reagiert das Nervensystem auf die Veränderungen im Hormon- und Immunsystem? Alle diese Veränderungen beeinflussen das Nervensystem – es ist immer informiert. Zeitweise kommt es zu einem Abfall des TSH-Wertes im Sinne einer sekundären Hypothyreose, möglicherweise ein Schutzmechanismus. Das verminderte TSH soll dafür sorgen, dass eine Schonung des Körpers eintritt. Begünstigt wird dieser Zustand durch Stresszustände, bei einseitiger Ernährung mit wenig Eiweiß und zu vielen Kohlehydraten, zu wenig Schlaf, zu viel Koffein und häufigen Infektionen. Untersuchungen haben ergeben, dass ein Abfall der Botenstoffe Dopamin und/oder Serotonin auftreten. Die Befundkonstellation sieht also folgendermaßen aus:

- TSH unter 1,5
- FT4 und FT3 niedrig
- typische Unterfunktionssymptome wie Frieren und Müdigkeit, Gewichtszunahme, Konzentration- und Gedächtnisstörungen
- Dopamin und/oder Serotonin sind erniedrigt.

Dopamin und Serotonin können im 2. Morgenurin (also nach dem Frühstück) gemessen werden.

Tatsächlich verbessert sich der Zustand dieser Patienten durch die Einnahme von Dopaminvorstufen wie Phenylalanin, Tyrosin oder Dopa und Serotoninvorstufen wie Tryptophan oder 5-Hydroxy-Tryptophan (HTP). Für die Bildung beider Transmitter ist von Bedeutung, dass ausreichend Vitamin B6 vorhanden ist.

Ein Mangel an Serotonin oder Dopamin führt zu folgenden Auffälligkeiten:

Serotoninmangel:

- herabgesetzte Aktivität
- gedrückte Stimmungslage
- Ängstlichkeit
- schlechter Schlaf
- Schmerzempfindlichkeit
- Ungeduld
- Lust nach Süßem, insbesondere Schokolade

Dopaminmangel:

- geringes Selbstwertgefühl
- geringe Stresstoleranz
- sozialer Rückzug
- verstärkte Ablenkbarkeit
- Libidoverlust
- schlechte Impulskontrolle

Dopamin und Serotonin stimulieren den Hypothalamus und führen zu einer verstärkten Freisetzung von TSH in der Hypophyse. Auch die Umwandlung von T4 zu T3 wird verbessert.

Bei der Hashimoto-Thyreoiditis wird das Zusammenspiel von Hormon-, Immun- und Nervensystem besonders sichtbar. Wer immer alle Regulationssysteme im Blick hat, hat gute Chancen Defizite zu beseitigen.

Chronisches Erschöpfungssyndrom (CFS)

Das chronische Erschöpfungssyndrom (CFS) ist definiert durch eine medizinisch nicht erklärbare Erschöpfung von mindestens sechs Monaten Dauer, die nicht das Resultat einer fortwährenden Anstrengung ist, die nicht durch Ruhe gebessert werden kann und die zu einer Verringerung von beruflicher und sozialer Aktivität führt. Die Centers For Disease Control und Prevention (CDC) haben hierfür Klassifikationskriterien aufgestellt. In Europa werden meist die Kriterien nach Fukuda benutzt. Es müssen mindestens vier von acht weiteren Symptomen vorliegen. Dies sind:

- nicht erholsamer Schlaf
- Gedächtnisstörungen
- Konzentrationsstörungen
- Muskelschmerzen
- Gelenkschmerzen
- Halsschmerzen
- Kopfschmerzen
- schmerzhafte Lymphknoten

Veränderungen im Hormonsystem

Bereits vor über 25 Jahren wurden Veränderungen in der Hypothalamus-Hypophysen-Nebennierenrinden-Achse (HHNA) nachgewiesen. Dabei zeigten sich erniedrigte Kortisolspiegel im 24-Stunden-Sammelurin im Vergleich zu gesunden Menschen. Zunächst konnten auch andere Studien diesen Befund bestätigen. Allerdings fanden sich diese Veränderungen nur bei Frauen. Besonders ausgeprägt waren diese Befunde, wenn die Patienten über frühen Kindesmissbrauch berichtet hatten. Später wurden Studien vorgestellt, bei denen keine Unterschiede bei CFS-Patienten und gesunden Kontrollpatienten gefunden wurden.

Insgesamt wurden die verschiedenen Studien dahingehend interpretiert, dass bei Patienten mit CFS im Vergleich zu Gesunden ein relativer Kortisolmangel festgestellt werden konnte.

Veränderungen im Immunsystem

Trotz vieler Jahre reger Forschungstätigkeit ist es bisher nicht gelungen, einen pathophysiologischen Faktor für das Entstehen von CFS zu finden. Nachdem Ende der 1980er-Jahre die ersten Fälle von CFS beschrieben worden waren, schien es so, dass die beobachteten Erschöpfungszustände durch Infekte ausgelöst sein mussten. Besonders auf das Epstein-Barr-Virus, den Erreger des Pfeiffer'schen Drüsenfiebers, hatte man sich konzentriert. Und in der Tat war es so, dass Menschen mit CFS erhöhte Virustiter hatten. Später musste man allerdings erkennen, dass dieser Befund nicht ausreichte, um das Krankheitsgeschehen zu erklären. Auch die Untersuchung von Herpesviren half nicht weiter. Weitere Untersuchungen auf Viruserkrankungen folgten. Auch ein sogenanntes Retrovirus wurde eine bestimmte Zeit lang als Ursache angesehen. Aber einige Monate später verschwand dieser Verdacht wieder. Verdächtigt wurden auch verschiedene Bakterien, wie Borrelien oder Chlamydien, die Ursache für CFS zu sein. Aber auch hier sind die Zusammenhänge noch uneinheitlich. Bakterielle oder virale Infektionen können im Rahmen von CFS vorkommen, sie sind jedoch nicht die Hauptverursacher.

Und was machen die Zytokine?

Es gibt bei CFS systematische Veränderungen des Immunsystems, die auf subtile chronische Entzündungsprozesse hindeuten. Es wurden erhöhte Konzentrationen von proinflammatorischen Zytokinen gefunden. Es waren TNF-α und IL-6. Sie waren auch erhöht im Liquor dieser Patienten. Diese Ergebnisse konnten auch nach Stimulation von Abwehrzellen im Rahmen von Zytokintests nachgewiesen werden. Diese Ergebnisse passen zu den erhöhten Antikörperkonzentrationen, die bei CFS-Patienten gefunden werden. Auf der genetischen Ebene wird zusätzlich eine Dysregulation bestimmter für das Immunsystem wichtiger Gene vermutet.

Veränderungen im Nervensystem

Patienten mit CFS weisen häufig ein Ungleichgewicht bei den Neurotransmittern auf. Vor allem Serotonin, aber auch Dopamin und Noradrenalin sind vermindert. Schlaf und Antrieb werden dadurch gestört. Auch das Essverhalten wird dadurch negativ beeinflusst. Die Störung der Neurotransmitter hat besonders Einfluss auf die Hypothalamus-Hypophysen-Nebennierenrinden-Achse und auf die Hypothalamus-Hypophysen-Schilddrüsen-Achse. Beide Achsen werden nur noch mangelhaft stimuliert.

Die Konsequenzen der hormonellen, immunologischen und neurologischen Veränderungen sind sehr weitreichend und schwerwiegend. Der Mangel an Kortisol in Zusammenhang mit der Neurotransmitterstörung beeinflusst direkt die zentralnervöse Ebene und reguliert dabei Funktionen wie Wachheit, Schlaf, geistige Fähigkeiten und Affekt. Auch hier spielen alle Systeme zusammen. Eine Veränderung in einem System (Nervensystem oder Immunsystem) führt dann zu Störungen im anderen System – nämlich im Hormonsystem. Der Mangel an Kortisol verstärkt die Ausschüttung der proinflammatorischen Zytokine wie IL-6. Kortisol ist auch mitverantwortlich für eine Normalisierung dieser Zytokine nach einer akuten Ausschüttung, z. B. bei einer Infektion mit Krankheitserregern. Das Ausgangsniveau wird dadurch nicht wieder erreicht. Daraus resultiert ein chronischer Entzündungszustand mit der Gefahr von weiteren Autoimmunerkrankungen. Il-6 erzeugt in besonderem Maße einen Erschöpfungszustand. Nach einer akuten Infektion mit Ausschüttung von IL-6 ist körperliche und geistige Schonung ein universelles Therapieprinzip für Organismen. Dies ist auch eine Frage der Energie. Die ganze Kraft soll dem Immunsystem zugutekommen. Andere Leistungen müssen in den Hintergrund treten. Die Natur arbeitet auch hier sehr ökonomisch und effektiv.

Reizdarmsyndrom (IBS)

Das Reizdarmsyndrom ist eine funktionelle Erkrankung des Magen-Darm-Traktes. Die englische Bezeichnung lautet irritable bowel syndrome, abgekürzt IBS. Charakteristisch sind wiederholte Bauchschmerzen, die mindestens drei Tage andauern und in den vergangenen drei Monaten mindestens einmal pro Monat vorgekommen sein müssen. Weiter müssen zwei der drei folgenden Kriterien erfüllt sein:

- Die Schmerzen werden nach dem Stuhlgang geringer.
- Der Beginn der Erkrankung ist mit einer Änderung der Stuhlfrequenz verbunden.
- Der Beginn der Erkrankung ist mit einer Änderung der Stuhlform verbunden.

Es werden dabei zwei Untertypen des Syndroms beschrieben. Nämlich eine Form mit Durchfall und eine mit Verstopfung.

Veränderungen im Hormonsystem

Es gibt nur wenige Studien über die hormonellen Veränderungen bei IBS und die Befunde sind nicht einheitlich. Zunächst wurden höhere Kortisolspiegel als bei Kontrollpersonen gefunden. Aber es gibt auch Studien mit verringerten Kortisolspiegeln. Eine Studie ergab jedoch, dass erniedrigte Kortisolspiegel mit Schmerzen und erhöhte Kortisolspiegel mit Depression verbunden waren. Auch der Schweregrad der Erkrankung spielte eine Rolle.

Veränderungen im Immunsystem

Es wurde vermutet, dass Infektionen IBS auslösen könnten. Campylobacter, Salmonellen oder Shigellen wurden verantwortlich gemacht.

Ein eindeutiger Erreger wurde allerdings bisher nicht gefunden. Proinflammatorische Zytokine waren erhöht, antiinflammatorische Zytokine wie IL-10 waren erniedrigt.

Veränderungen im Nervensystem

Es ist derzeit noch schwierig, diese Befunde zu interpretieren. Nach den derzeitigen Vorstellungen liegt eine chronische Entzündung vor. Es besteht eine Hypersensitivität mit einer Erniedrigung der Schmerzschwelle.

Atemwegserkrankungen und Allergien

Allergie vom Soforttyp (Atopie) bedeutet, auf bestimmte Stoffe (Allergene) zu reagieren, wobei spezifische Immunglobuline E (IgE) diese Reaktion auslösen. Allergien haben stark zugenommen. Bis zu 30 Prozent der Bevölkerung leiden unter Allergien. Man nimmt an, dass es eine genetische Anlage dafür gibt. Aber auch Umweltfaktoren spielen eine Rolle, ebenso wie Stress. Wer viel Stress hat, leidet meist auch an Allergien. Allergische Atemwegserkrankungen sind weltweit sehr häufig. Während bei Kindern Asthma in bis zu 90 Prozent durch Allergien entsteht, sind es bei Erwachsenen nur noch 50 Prozent.

Das Immunsystem hat die Aufgabe, infektiöse Erreger und bösartige Zellen abzuwehren. Die Immunbalance zwischen der zellulären und antikörpergesteuerten Abwehr ist von großer Bedeutung. Dieses Gleichgewicht wird von Zytokinen kontrolliert. Gerade bei Atopien sind die Zytokine IL-4, IL-5 und IL-13 von Bedeutung. Sie vermitteln die Immunglobulin-E-Produktion, regen Mastzellen an und fördern die Differenzierung der eosinophilen Granulozyten. Diese Zytokine sind bei Asthmatikern erhöht. Sie erzeugen eine TH2-Dominanz. Alle derzeitigen Behandlungen fördern die Umkehr in Richtung TH1-Zytokine. Alle Zustände, die eine Verstärkung der TH2-Dominanz bewirken, verschlechtern auch das Asthma.

Wenn man das vegetative Nervensystem betrachtet, dann ist festzustellen, dass das sympathische Nervensystem die Durchblutung der Bronchien reguliert und der Parasympathikus die glatte Muskulatur steuert. Es besteht also eine Arbeitsteilung.

Histamin und Zytokine sind verantwortlich für viele Symptome der Bronchien. Das sind Niesen, Husten, Flüssigkeitssekretion und die Engstellung der Bronchien.

Allergische Reaktionen lösen wie oben beschrieben eine TH2-dominante Reaktion aus. Die allergische Frühphasenreaktion erfolgt schon bereits nach fünf Minuten. Die allergische Spätphase beginnt dann frühestens nach drei Stunden. So lange dauert es, bis die entsprechenden Zytokine gebildet und freigesetzt werden. Sie erzeugen Erschöpfung, Unwohlsein, Reizbarkeit und auch kognitive Störungen. Wieder wurde gleichzeitig das Nervensystem informiert.

Die überschießende Reaktion der glatten Muskulatur der Atemwege als Antwort auf natürliche Auslöser wie Allergene, körperliche Anstrengung, kalte, trockene Luft oder starke Emotionen ist ein Phänomen des Asthmas. Asthmatische Krankheitsschübe wurden mit Stress in Verbindung gebracht. Stressreiche Situationen erhöhen das Risiko für eine Asthmaattacke.

Entspannungstechniken sind deshalb auch hilfreich. Sie vermindern nämlich die Häufigkeit von Krankheitsschüben. Auch das Asthma ist ein gutes Beispiel für ein Zusammenspiel von Hormon-, Nerven- und Immunsystem.

Depression

Die Depression ist das größte Gesundheitsproblem weltweit. Jeder sechste Mensch wird in seinem Leben depressiv. Symptome wie Freudlosigkeit, Interesselosigkeit, Antriebsarmut, Appetitlosigkeit, Schlaf- und Libidoverlust, Gefühle von Wertlosigkeit und Schuldgefühle, Konzentrationsstörungen bis zur Suizidalität treten auf. Die Symptome der Depression führen zu einer starken Beeinträchtigung der Lebensqualität. Depression ist mit einer erhöhten Mortalität durch Suizid verbunden. Gleichzeitig bestehen bei diesen Menschen verschiedene körperliche Erkrankungen, die zu den führenden Gesundheitsproblemen in unsrer Gesellschaft gehören wie: koronare Herzkrankheit und Diabetes mellitus. Aber auch Krebserkrankungen verschlechtern sich bei einer Depression. Depressive Episoden können als Einzelperiode oder wiederkehrend auftreten. Sie können leicht, mittelgradig oder schwergradig sein. Dauert die Depression über zwei Jahre, wird sie als chronisch bezeichnet. Dysthymie erreicht nicht den Schweregrad einer Depression. Bipolar ist eine Depression, wenn manische Phasen immer wieder hinzutreten.

Trotz der immensen Bedeutung der Depression als globales Gesundheitsproblem sind die Ursachen bis heute nicht eindeutig geklärt. Es gibt viele Erklärungsmodelle. Viele Faktoren spielen dabei eine Rolle, auch genetische und Umweltfaktoren. Es ist eine Multisystemerkrankung, für die es gibt verschiedene Hypothesen gibt.

Monoaminhypothese

Diese Hypothese ist alt. Neurotransmitter wie Dopamin, Noradrenalin, Adrenalin und Serotonin – sie gehören zu den monoaminergen Neurotransmittern – spielen dabei eine Rolle. In der 2. Hälfte des 20. Jahrhunderts wurden die trizyklischen Antidepressiva entdeckt. Sie erhöhen die

Verfügbarkeit dieser Substanzen durch Hemmung der Wiederaufnahme oder Blockade des Abbaus an den Schaltstellen, den Synapsen. In den 1980er-Jahren wurden dann selektive Wiederaufnahmehemmer für Serotonin und Noradrenalin gefunden. Diese Substanzen hatten weniger Nebenwirkungen und sind bis heute die erste Wahl. Serotonin hat sich zum wichtigsten antidepressiven Neurotransmitter entwickelt, Tryptophan ist seine bedeutendste Vorstufe. Auch Noradrenalin spielt eine Rolle. Doch die Befunde sind oft widersprüchlich. Dopamin kann auch vermindert sein.

Die Monoaminhypothese ist jedoch zu einfach, um das Wesen der Depression zu erklären. Auch die Medikamente sind nur bei etwa 30 Prozent effektiv.

HHNA, die Hypothalamus-Hypophysen-Nebennierenrinden-Achse

Eine weitere klassische Theorie, die bei Patienten mit erhöhten Kortisolspiegeln entstand: Erhöhte Konzentrationen von Kortisol sind bei depressiven Menschen ein häufiger Befund. Außerdem liegt oft eine Abschwächung der zirkadianen Rhythmik vor. Auch ACTH, das Hormon aus der Hypophyse, das die Nebennieren stimuliert und Kortisol freisetzt, ist oft erhöht. Das synthetische Kortisolderivat Dexamethason bewirkt bei gesunden Menschen eine Unterdrückung der HHNA-Aktivität und damit ein Absinken des Kortisols. Bei depressiven Menschen ist eine solche Unterdrückung nur in geringem Maße nachweisbar. Ein Dexamethasonsuppressionstest bei Depressionen konnte sich allerdings nicht durchsetzen.

Auch andere Hormone, die mit der HHNA in Verbindung stehen, können Depressionen auslösen. Das sind Schilddrüsenhormone, Wachstumshormon und Geschlechtshormone. Hormone, die erst in jüngerer Zeit entdeckt wurden sind Ghrelin und Leptin. Ghrelin wird im Magen gebildet und stimuliert den Appetit und den Energiehaushalt über Rezeptoren am Hypothalamus. Leptin kommt aus Fettzellen und vermittelt Sättigung. Störungen dieser beiden Hormone beeinflussen das Essverhalten bei Depressionen.

Neurotrophische Faktoren

Untersuchungen des Gehirns haben ergeben, dass eine bestimmte Hirnregion, der Hippocampus, bei Depressionen ein geringeres Volumen aufweist. Diese Hirnregion spielt eine Rolle in der Regulation der HHNA. Das Kortisol übt schädigende Effekte auf das Gehirn aus, Neuronenverbindungen werden dadurch abgebaut. Auch der Stirnhirnbereich kann betroffen sein. Nach erfolgreicher Behandlung der Depression scheint eine Erholung des Gehirns möglich.

In den letzten Jahren wurden diese Strukturen weiter untersucht. Verschiedene Substanzen wurden gefunden. BDNF und TrkB scheinen eine wichtige Rolle zu spielen. Sie sind wichtig für das Verständnis des komplexen Zusammenhangs zwischen Stress und Depression.

Früher wurde angenommen, dass im erwachsenen menschlichen Gehirn keine neuen Neurone mehr gebildet werden. Neuere Untersuchungen konnten allerdings zeigen, dass doch neue Neuronen in bestimmten Hirnarealen gebildet werden. Eine verminderte Neurogenese kann

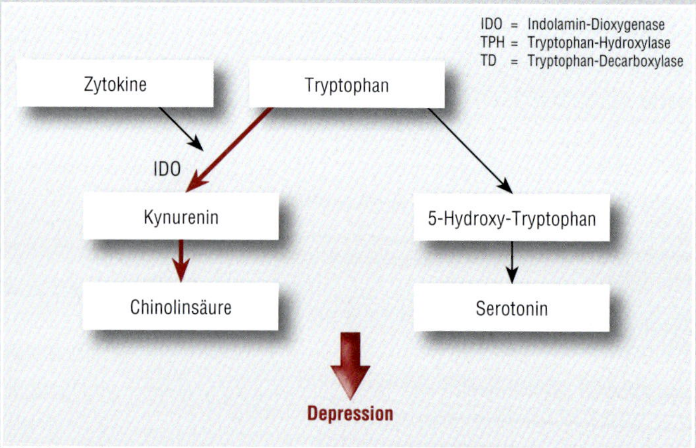

Die Entstehung der Depression scheint multifaktoriell zu sein.

zum Volumenverlust dieser Strukturen bei einer Depression beitragen. Stress und Kortisol unterdrücken die Neurogenese, Antidepressiva stimulieren die Neurogenese. Diese Wachstumsfaktoren, die die Neurogenese unterstützen, werden auch durch körperliche Aktivität stimuliert.

Neurale Schaltkreise

Eine Depression entsteht durch die Störung eines komplexen neuronalen Netzwerkes, bestehend aus verschiedenen Hirnregionen. Eine dieser Regionen ist der Hippocampus – er kontrolliert die Stressreaktion. Bei Depressiven ist diese Region verkleinert und es bestehen kognitive Beeinträchtigungen. Antidepressiva führen zu einer Volumenzunahme im Hippocampus.

Ist die Depression doch eher eine Immunstörung?

Ist die Depression Ausdruck einer Entzündung? Es kommen oft gleichzeitig auch kardiovaskuläre Erkrankungen und Diabetes mellitus vor. Die proinflammatorischen Zytokine sind erhöht, nämlich Interleukin 6 (IL-6) und TNF-α.

Die Zytokinhypothese der Depression besagt, dass es einen Zusammenhang zwischen erhöhten proinflammatorischen Zytokinen und depressivem Verhalten gibt. Freigesetzte Zytokine können die Blut-Hirn-Schranke passieren und beeinflussen den Hirnstoffwechsel. Es entsteht ein „Krankheitsverhalten", das auch Sickness Behavior genannt wird. Es überlappt mit Symptomen einer Depression. Mit dem Begriff Sickness Behavior werden Symptome bezeichnet, die im Zusammenhang mit chronischen Entzündungsprozessen und Infektionskrankheiten stehen: Eine erkrankte Person bewegt sich wenig und zeigt kaum Interesse an materiellen Dingen und Sozialkontakten. Dieser Mensch vernachlässigt sich und hat wenig Appetit, obwohl der Grundumsatz durch Fieber erhöht ist. Es handelt sich um eine Anpassungsstrategie, die immunologisch vermittelt ist. Der Organismus soll geschont werden, ein Schongang sozusagen. Die zur Verfügung stehende Energie soll optimal eingesetzt werden, um den Erkrankungsauslöser besser besiegen zu können.

Kynurenin-System

Im Rahmen der Immunaktivierung durch TH1-Zytokine wie INF-γ, TNF-α, IL-1 und andere kommt es zu einem Abfall des Serotonins und zu einem Anstieg von Kynurenin. Die Bildung von Serotonin wird gestört, weil die hierfür benötigte Aminosäure Tryptophan nicht in 5-Hydroxy-Tryptophan umgewandelt wird, sondern stattdessen durch Enzymstimulation (Stimulation von Indolamin-Dioxygenase, IDO) der Zytokine in Kynurenin verstoffwechselt wird. Sowohl Kynurenin als auch die daraus entstehende Chinolinsäure sind neurotoxisch.

Herz-Kreislauf-Erkrankungen

Herz-Kreislauf-Erkrankungen sind in den Industrieländern die häufigste Todesursache. Über 40 Prozent der Todesfälle sind auf Herz-Kreislauf-Erkrankungen zurückzuführen. Etwa die Hälfte der Todesfälle, also etwa 20 Prozent, sind ischämische Herzkrankheiten, dazu gehören z. B. Herzinfarkte. Hirninfarkte machen zehn Prozent der Todesfälle aus.

Die Prävalenz von Bluthochdruck, also die Anzahl der zum Untersuchungszeitpunkt erkrankten Menschen, beträgt in der erwachsenen Weltbevölkerung etwa 25 Prozent. Auffällig ist das gleichzeitige Auftreten von Herz-Kreislauf-Erkrankungen mit psychischen Störungen.

Ganz besonders Depressionen erhöhen die Erkrankungswahrscheinlichkeit. Herzinfarkte nehmen stark zu. Neben Rauchen, Übergewicht, erhöhten Blutfettwerten, Diabetes mellitus und Bluthochdruck und geringer körperlichen Aktivität spielen psychosoziale Faktoren die entscheidende Rolle. Diese psychosozialen Faktoren werden in vier Kategorien eingeteilt – Affekt, Persönlichkeit, Umfeld und Aktivität:

Affekt	Persönlichkeit	Umfeld	Aktivität
depressiv	gereizt	ökonomischer Status niedrig	erschöpft
ängstlich	zynisch	Wertschätzung niedrig	schlaflos
traumatisiert	gehemmt	Isolation	vermindert
traurig	überaktiv	Pflegeaufgabe	erschöpft
hoffnungslos	enttäuscht	Stress	erschöpft

Arteriosklerose

Die Arteriosklerose betrifft arterielle Gefäße, sie sind verfettet und verkalkt. Zunächst verläuft die Erkrankung stumm, später kommt es zu einer Verengung der Gefäße. Die Entwicklung der Arteriosklerose könnte folgendermaßen aussehen.

Entwicklung der Arteriosklerose

Die Arteriosklerose ist eine chronische Entzündung der Gefäßwand. Durch Verletzung kommt es zur Entzündung mit anschließenden Umbauvorgängen, die als Reparatur zu verstehen sind. Ist es das Cholesterin oder sind es Mikroorganismen wie Chlamydien? Ist die Innenhaut der Gefäße verletzt, kann das Cholesterin eindringen und es wird dort oxidiert, Fresszellen (Makrophagen) werden angelockt. Sie nehmen das Cholesterin auf und werden so zu Schaumzellen. Aber auch andere Zellen kommen hinzu, nämlich Lymphozyten und Thrombozyten. Sie schütten Enzyme, Zytokine und Wachstumsfaktoren aus. Damit kommt eine regelrechte Kaskade in Gang. Auch glatte Muskelzellen werden angelockt. Die Lymphozyten sind proinflammatorische TH1-Lymphozyten. Sie geben TNF-α und INF-γ ab. Die Verletzung der Gefäßinnenseite schreitet damit weiter voran. Repariert wird nun mit Kollagen und Fibrin. Eine Art Kappe legt sich über die verletzte Stelle. Sie kann

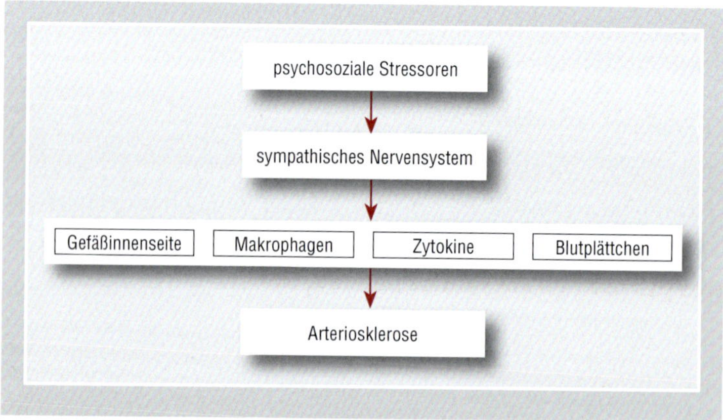

leicht einreißen und dann das jetzt noch offene Gefäß mehr oder weniger verschließen. Die Blutgerinnung wird dabei aktiviert, um die Kappe wieder zu verschließen. Ist der Einriss groß, kommt es rasch zu einem Verschluss des Gefäßes. Jetzt kann es zu einem Herzinfarkt kommen, wenn es sich um ein Herzkranzgefäß handelt.

Welche Rolle spielen psychosoziale Faktoren bei der koronaren Herzkrankheit?

Unterschieden werden chronische und vorübergehende Risikofaktoren. Chronische Risikofaktoren sind lange einwirkende psychologische und soziale Belastungen. Auch Persönlichkeitsmerkmale gehören dazu. Die Sympathikusaktivität ist erhöht. Es finden sich eine Aktivierung der HHNA (Hypothalamus-Hypophysen-Nebennierenrinden-Achse), erhöhte proinflammatorische Zytokine und eine Aktivierung des Gerinnungssystems. Von den Zytokinen ist besonders IL-6 erhöht messbar.

Vorübergehende Risikofaktoren, dazu zählen auch Depressionen und Erschöpfungszustände, können mehrere Wochen und bis zu zwei Jahre bestehen. Die Depression ist der wichtigste Risikofaktor für eine koronare Herzkrankheit.

Im Gegensatz zu chronischen psychosozialen Risikofaktoren sind vorübergehende Risikofaktoren mit einer Unterdrückung des Immunsystems verbunden. Dadurch scheint es zur Aktivierung von Mikroorganismen in den arteriosklerotischen Gefäßauflagerungen (Plaques) zu kommen.

Entzündung und Depression gehen Hand in Hand, sie verstärken sich gegenseitig (mehr dazu im Kapitel Depression). Der Serotoninspiegel sinkt dabei ab. Auch eine chronische Erschöpfung führt zu einer Erhöhung proinflammatorischer Zytokine wie TNF-α und IL-6.

Was passiert bei einem akuten Ereignis?

Ein Ärgernis, eine Enttäuschung, Traurigkeit oder ein Trauma – die zwei Stunden nach dem Ereignis sind die gefährlichsten. Auch bei gesunden Menschen kommt es zu hormonellen und immunologischen Veränderungen. Bei Patienten mit KHK sind diese Veränderungen allerdings ausgeprägter.

Akuter Stress erhöht den Blutdruck und den Puls und dadurch erhöht sich der Sauerstoffbedarf des Herzens. Während beim Gesunden eine Erweiterung der Herzkranzgefäße auftritt, kommt es beim Kranken zu einer Verengung. Die Aktivität des Sympathikus ist verstärkt, der Parasympathikus ist abgeschwächt. Herzrhythmusstörungen treten in dieser Situation gehäuft auf. Gleichzeitig wird die Entzündungsaktivität erhöht. Menschen mit arteriosklerotischen Gefäßwandveränderungen zeigen eine verstärkte Aktivierung ihrer Blutgerinnung. Somit fördert akuter Stress die Gefahr eines Herzinfarktes durch eine Verschlechterung der Koronardurchblutung und die Gefahr von Herzrhythmusstörungen.

Hirnschlag

Die Situation ist im Bereich der hirnversorgenden Arterien ähnlich. Auch hier kann die Durchblutung soweit eingeschränkt sein, dass eine Schädigung des Gehirns unterschiedlichen Ausmaßes eintritt. Beruflicher Stress ist hier der stärkste Risikofaktor. Auch ein starker Blutdruckanstieg korreliert mit einer Zunahme der Hirnschädigung. Das kritische Intervall sind dabei etwa zwei Stunden. Auch sind in diesen Gefäßabschnitten erhöhte proinflammatorische Zytokine nachweisbar.

Zwischen Depression und Hirnschlag besteht eine enge Beziehung. Eine Depression erzeugt schon selbst eine verminderte Durchblutung des Gehirns in bestimmten Abschnitten.

Periphere arterielle Verschlusskrankheit

Die periphere arterielle Verschlusskrankheit führt zu einer Durchblutungsstörung vor allem der Beine. Schmerzen beim Gehen und eine verminderte Gehstrecke sind charakteristisch. Im Akutfall kommt es zu einem Verschluss einer Beinarterie. Bei den Risikofaktoren gibt es keine Unterschiede zur koronaren Herzkrankheit.

In diesem Zusammenhang wird von der Typ-D-Persönlichkeit gesprochen. D steht für Distress, also Kummer. Es ist der nach „innen gekehrte Verlierer“. Es ist der unglückliche Mensch mit sozialem Rückzug. Feindseligkeit korreliert mit dem Schweregrad der Durchblutungsstörung. Gleichzeitige Depression ist ungünstig, weil die Wahrscheinlichkeit steigt, dass nach einer Intervention, etwa durch Anlage eines Bypasses, erneut ein Verschluss auftritt.

Bei diesen Patienten liegt ein erhöhter Sympathikustonus vor, möglicherweise ein Anpassungsvorgang zur Verbesserung der Durchblutung im erkrankten Gefäß. Zytokine, wie IL-6 sind erhöht, das Gerinnungssystem ist aktiviert.

Erhöhter Blutdruck

Ein erhöhter Blutdruck, die sogenannte primäre arterielle Hypertonie, ist definiert durch einen systolischen (oberer Wert) und/oder diastolischen (unterer Wert) Blutdruck von mindestens 140/90 mmHg, der nicht durch organische Ursachen, wie z. B. eine Nierenerkrankung verursacht wird. Ein erhöhter Blutdruck ist der wichtigste Risikofaktor für die Entstehung einer Arteriosklerose.

Patienten mit erhöhtem Blutdruck zeigen gegenüber Menschen mit normalem Blutdruck eine erhöhte Anspannung, Ärgerbereitschaft, Ungeduld, Ängstlichkeit, Depressionen und Hoffnungslosigkeit. Sie haben eine geringere Fähigkeit entwickelt, Stimmung und Affekte zu verbessern (hedonistische Emotionsregulation). Sie haben weniger soziale Unterstützung. Auch chronischer psychosozialer Stress mit Belastungen am Arbeitsplatz, posttraumatische Belastungen oder Pflegeaufgaben werden mit dem Risiko eines erhöhten Blutdrucks in Verbindung gebracht. Der Blutdruckanstieg nach Stress wird über verschiedene Hirnareale vermittelt, auch über den Hypothalamus und somit über den Sympathikus mit einer Zunahme des Herz-Minuten-Volumens und des peripheren Gefäßwiderstandes. Schon in Ruhe ist das Noradrenalin erhöht, nicht aber das Adrenalin und das Kortisol.

Unter Stress kommt es dann zu einem übermäßigen Anstieg aller drei Stresshormone. In der Regel sind auch die Blutfette und Gerinnungsparameter erhöht. Auch proinflammatorische Zytokine wie TNF-α und IL-6 sind typischerweise erhöht. Besonders IL-6 scheint eine große Rolle für einen erhöhten Blutdruck zu spielen: IL-6 kann direkt den Blutdruck erhöhen. Scherkräfte an der Innenseite der Gefäße setzen IL-6 frei.

Metabolisches Syndrom

Beim metabolischen Syndrom liegen mehrere kardiovaskuläre Risikofaktoren gleichzeitig vor. Der gemeinsame Ursprung ist eine Fehlernährung und es liegen hohe Insulinspiegel vor (Insulinresistenz). Es gibt verschiedene Definitionen dazu. Von fünf Risikofaktoren müssen mindestens drei positiv sein:

- erhöhter Taillenumfang
- Blutdruckerhöhung
- Blutzuckererhöhung (Diabetes mellitus Typ 2)
- erhöhte Triglyceride
- vermindertes HDL-Cholesterin

Alle sind Risikofaktoren einer koronaren Herzkrankheit. Auch Kortisol und Noradrenalin sind erhöht, ebenso wie IL-6. Auch der Stress am Arbeitsplatz ist signifikant erhöht.

Letztendlich führen die koronare Herzkrankheit und die Blutdruckerhöhung zur Herzinsuffizienz. Das bedeutet, dass das Herz nicht mehr in der Lage ist, den Körper mit der notwendigen Blutmenge und damit mit Sauerstoff zu versorgen. Auch hier spielen wieder Depression, Angst, Isolation, schlechte Lebensqualität und D-Persönlichkeit eine Rolle. Wieder ist der Sympathikus erhöht. Auch die proinflammatorischen Zytokine sind erhöht: TNF-α und IL-6. Und die Depression? Depressive Patienten haben ein erhöhtes Risiko eine Herzinsuffizienz zu entwickeln und Patienten mit einer Herzinsuffizienz entwickeln häufig eine Depression. Könnte es sein, dass erhöhte Zytokine eine Depression verursachen und gleichzeitig den Herzmuskel schädigen? Es ist wieder der TH1/TH2-Shift mit Verschiebung in Richtung TH2-Dominanz, der zu einer Verschlechterung der Herzfunktion führt.

Unter einer venösen Thrombose versteht man den Verschluss einer Vene durch ein Blutgerinnsel. Meist bestehen ein Druckgefühl und Schmerzen in einer Wade. Eine Komplikation ist die Lungenembolie. Dabei wird thrombotisches Material aus der Beinvene über die venöse Strombahn und die rechte Herzkammer in die Lungenarterie verschleppt. Es kommt zu Brustschmerzen, die atemabhängig sein können und Atemnot. Je nach Ausmaß kann dies zu einem Rechtsherzversagen und letalem Ausgang führen. Psychosozialer Stress kann das Risiko für venöse Thromboembolien erhöhen. Die proinflammatorischen Zytokine TNF-α und IL-6 sind erhöht und die Blutgerinnung ist gesteigert.

Medikamentöse Intervention

Es gibt Studien, die zeigen konnten, dass Antidepressiva vom Typ SSRI (Selektive-Wiederaufnahme-Hemmer) neuroendokrinologische und immunologische Veränderungen günstig beeinflussen konnten. Ähnliche Ergebnisse fanden sich auch bei Patienten mit chronischer Herzinsuffizienz.

Psychosoziale Intervention

Änderungen des Lebensstils mit einer mediterranen Diät, Nahrungszusätzen wie Fischöl und körperliche Bewegung führen zu einer Abnahme der proinflammatorischen Zytokine. Eine Abnahme von Distress führt ebenfalls zu einer Verringerung kardiovaskulärer Ereignisse. Wichtig ist, dass die Sympathikus-Aktivität gesenkt wird.

HIV und AIDS

AIDS (acquired immune deficiency syndrome) ist eine Erkrankung des Immunsystems durch eine chronische Infektion mit dem HIV (human immunodeficiency virus). Dabei kommt es zu einer allmählichen Abschwächung der Immunfunktion und einer Anfälligkeit für Infektionen mit normalerweise für den Menschen ungefährlichen Erregern und zu Krebserkrankungen. HIV beeinträchtigt das Immunsystem durch eine Infektion von CD4-T-Lymphozyten. Diese Zellen spielen eine wesentliche Rolle bei der Immunantwort, denn sie aktivieren andere Immunzellen. Die Anzahl der CD4-Zellen nimmt dabei ab. Wenn eine kritische Zahl von etwa 500 Zellen/mm^3 unterschritten wird, kommt es zu Infektionen. Bei einem weiteren Absinken unter 200 Zellen/mm^3 treten schwere Infektionen auf. Jetzt wird diese Infektion als AIDS eingestuft. Gleichzeitig zeigt die Viruslast, also die Menge der Viren im Blut, die Schwere der Erkrankung an.

Der Verlauf der Erkrankung kann stark variieren, auch wie lange es nach der Erstinfektion dauert, bis gravierende Symptome zum Ausbruch kommen. Die Progression der Erkrankung wird durch verschiedene Faktoren beeinflusst: Zweitinfektionen, etwa mit Hepatitis, Alter, Genetik, die eingesetzten Medikamente und die Regelmäßigkeit der Medikamenteneinnahme. Meistens werden verschiedene Medikamente kombiniert. Dadurch konnte die Überlebensrate stark verbessert werden. Trotzdem gibt es große Unterschiede: Es gibt Menschen, die jahrelang ohne Medikamente gesund bleiben, während andere eine rasche Verschlechterung der Immunität erleben und schon nach kurzer Zeit an einer Infektion versterben. Es wurde deshalb untersucht, ob psychosoziale Faktoren Einfluss auf hormonelle und immunologische Faktoren haben.

Entstehung und Fortschreiten von AIDS

Immunologische Faktoren

Nicht der Abfall der CD4-T-Lymphozyten führt letztendlich zur Befundverschlechterung und zu Infektionen, sondern die Reaktion des Immunsystems ist dafür verantwortlich. Es kommt dabei zur Zellaktivierung. Charakteristisch für die Zellaktivierung ist ein Merkmal auf der Zelloberfläche, das CD38 genannt wird. Es kommt auf CD4-, CD8-, B-Zellen und NK-Zellen vor. Dieses Merkmal ist in der Lage, den programmierten Zelltod der Zelle einzuleiten. Durch dieses Merkmal kann die Prognose abgeschätzt werden. Dabei ist dies aussagekräftiger als die CD4-Zahl. Geht unter der Therapie CD38 zurück, dann zeigt dies eine Verbesserung an. Untersuchungen haben gezeigt, dass Stress zu einer Erhöhung von CD38 führt.

Auch Zytokine beeinflussen den Krankheitsverlauf. Sie sind entweder in der Lage die Virusvermehrung zu verhindern oder zu verstärken. IL-6 kann die Virusvermehrung beschleunigen, dagegen vermag IL-10 diese zu verhindern. Eine verstärkte IL-10-Produktion ist mit einer Verbesserung der Prognose verbunden. IL-10 ist ein TH2-Zytokin. Es ist ein Gegenspieler von TNF-α und IFN-γ.

Hormonelle Faktoren

Die HIV-Infektion löst eine Vielzahl von hormonellen Veränderungen aus. Es wurde erkannt, dass Kortisol dabei eine zentrale Rolle spielt und die Entwicklung zu AIDS mitbeeinflusst. Erhöhter Stress ist mit einer kürzeren Überlebenszeit verbunden.

Stressfaktoren

Verlaufsbeobachtungen haben ergeben, dass Depressionen, Stress und eine mangelnde Bewältigung der Erkrankung einen negativen Einfluss auf das Fortschreiten von AIDS haben. Es kam nämlich zu einem schnellen Abfall der CD4-T-Lymphozyten.

Auch ein weiterer Gesichtspunkt ist zu berücksichtigen. Einen ungünstigen Einfluss hat der Abfall der Aminosäure Tryptophan. Die damit verminderte Serotoninsynthese führt zu einer Verschlechterung der Stimmungslage und zu einer Verstärkung von Ängsten.

Bevor eine antivirale Therapie durchgeführt werden konnte, ergaben Langzeitbeobachtungen, dass HIV-Infizierte durchschnittlich 1,5 Jahre früher AIDS entwickelten, wenn bei ihnen eine Depression vorlag. Das Sterblichkeitsrisiko war damit deutlich erhöht. Diese Beobachtungen wurden auch nach der Einführung der antiviralen Therapie gemacht. Belastende Ereignisse, Depression und mangelnde Bewältigung der Erkrankung führten rascher zu einer Verschlechterung der HIV-Infektion.

Biopsychosoziale Interventionen

Es wurden viele Untersuchungen durchgeführt, inwieweit Stress und Depressionen mit biopsychosozialen Interventionen rückgängig gemacht werden können. Es konnte gezeigt werden, dass sowohl in Kleingruppen als auch in Einzelsitzungen durchgeführte Interventionen, die Bewältigungsstrategien, Entspannungsübungen, Informationen über die Erkrankung, soziale Unterstützung, Anleitung und Durchführung von körperlicher Aktivität und Hilfe bei der Medikamenteneinnahme beinhalteten, zu einer Abnahme von Ängstlichkeit und Besserung der Stimmungslage führten. Es kam dabei zu einem Rückgang der Krankheitsverleugnung. Gleichzeitig gingen die zytotoxischen Zellen zurück. Es gab auch Studien, die eine Abnahme der Viruslast und eine Zunahme der CD4-T-Lymphozyten nachweisen konnten. Allerdings wurden auch Studien veröffentlicht, die keinen Zusammenhang zwischen verhaltenstherapeutischen Interventionen und immunologischen Veränderungen nachweisen konnten, sodass weitere Forschungen erforderlich sind.

Krebserkrankungen

Die Diagnose Krebs ist für Menschen sehr belastend. Viele haben Angst, dass sie mit der Erkrankung nicht fertig werden, dass es Rückfälle gibt oder dass die Nebenwirkungen einer Therapie zu schwerwiegend sind. Krebs stellt also einen erheblichen Einschnitt in die bisherige Lebensführung dar.

Die Diagnose Krebs erzeugt eine starke Stressreaktion mit Aktivierung des vegetativen Nervensystems. Der Sympathikus übernimmt die Führung mit Ausschüttung der Stresshormone Adrenalin und Noradrenalin. In dieser Situation ist der Mensch vorübergehend nicht in der Lage mit seinen bisherigen Bewältigungsstrategien zu reagieren. Die Hypothalamus-Hypophysen-Nebennierenrinden-Achse (HHNA) ist aktiviert. Dies führt schon bald zu einer Veränderung der Empfindlichkeit dieser Achse und hat Einfluss auf die Kortisolproduktion. Diese Veränderungen haben auch Folgen für das Krebswachstum und die Behandlung von Krebs. Zahlreiche Befunde sprechen dafür, dass psychosoziale Faktoren und neuroendokrine Prozesse einen Einfluss auf das Krebswachstum haben.

Die Neubildung von Blutgefäßen ist erforderlich, damit sich Tumoren ausbreiten können. Hier spielen verschiedene proinflammatorische Zytokine wie TNF-α oder IL-6 eine Rolle. Sie stimulieren die Bildung von Blutgefäßen. Besonders IL-6 wird durch Katecholamine, insbesondere Noradrenalin, verstärkt freigesetzt. Erkrankte Patienten, die eine verstärkte soziale Unterstützung bekamen, hatten niedrigere Blutspiegel von IL-6. Auch das Eindringen von Tumorzellen in gesundes Gewebe wird durch Stresshormone verstärkt.

Besonders das zelluläre Immunsystem spielt eine bedeutende Rolle in der Überwachung und Zerstörung von Tumorzellen. Handelt es sich allerdings um Tumorzellen mit geringem immunogenem Potenzial, dann scheint auch eine Erkennung durch das Immunsystem vermindert zu sein. Dieses Phänomen wird als Immunselektion bezeichnet. Der Tumor entzieht sich der Erkennung durch das Immunsystem. Dafür gibt es verschiedene Mechanismen.

Natürliche Killerzellen (NK-Zellen) und zytotoxische T-Lymphozyten haben eine große Bedeutung für die Immunantwort beim spontanen Auftreten von Tumorzellen. Dies betrifft vor allem Zellen, die im Blutkreislauf zirkulieren. Die Aktivität von natürlichen Killerzellen ist messbar und unterliegt Schwankungen innerhalb einer Population. Eine niedrigere Aktivität von NK-Zellen findet sich gehäuft bei Patienten mit Fernmetastasen.

Lässt sich die Aktivität der NK-Zellen steigern?

Es hat sich gezeigt, dass Zytokine, die von TH1-Zellen gebildet werden, tatsächlich in der Lage sind, diese Aktivität zu steigen. Es sind dies IL-2, IL-12 und IFN-γ. IFN-γ hemmt außerdem das Wachstum verschiedener Krebszellen. IL-12 hemmt auch die Gefäßneubildung im Tumor. Gleichzeitig stimuliert es IFN-γ. Große Hoffnung wird derzeit in die Erforschung der Immuntherapie gesetzt. Interessant ist, dass TH2-Zytokine wie IL-4, IL-5 und IL-10 die Wirkung von IL-2 und IFN-γ auf die zellvermittelte Immunfunktion abschwächen können. Bei verschiedenen Tumoren wurde eine TH2-Zytokindominanz nachgewiesen mit verminderter IL-2- und INF-γ-Produktion. Es ist also anzunehmen, dass der weitere Verlauf einer Tumorerkrankung z. B. nach einer Krebsoperation von der Kompetenz des Immunsystems abhängig ist.

Chronischer Stress, Isolation und Depression setzen die Immunantwort herab. T-Lymphozyten, B-Lymphozyten und NK-Zellen besitzen Rezeptoren für Kortisol und Noradrenalin. Als Folge verändert sich das Zytokinprofil mit einer Verminderung der TH1-Zytokine und Vermehrung der TH2-Zytokine. Diese Reaktion ist selbst bei Studenten im Prüfungsstress nachweisbar. Die Folge ist eine TH2-Dominanz. Diese ist nicht nur im Blut, sondern auch in den Geweben feststellbar. Die geschwächte zelluläre Immunantwort steht einer zunehmend dominierenden TH2-Antwort gegenüber, die auch für die Beeinträchtigung der Lebensqualität und den Erschöpfungszustand verantwortlich ist.

Tumorassoziierte Makrophagen (TAM) sind TH2-Zellen, die das Tumorwachstum fördern. Sie sind an der chronischen Entzündung im Tumor beteiligt. Obwohl diese Zellen hauptsächlich zum Tumor gewandert sind, um Tumorzellen zu schädigen, wechseln diese Zellen im Tumormilieu von einem Fresszellentyp zu einem entzündungsfördernden Typ. Dabei kommt es zu einer Förderung der Gefäßneubildung und zur Entzündung, der Krankheitsverlauf wird ungünstig. Gefördert wird diese Richtungsänderung durch chronischen Stress.

Das an anderer Stelle ausführlich dargestellte Phänomen des Sickness Behavior ist auch bei diesen Patienten zu finden. Im Hinblick auf die Lebensqualität sind bei Krebspatienten depressive Verstimmung und Müdigkeit zwei zentrale Faktoren. Proinflammatorische Zytokine spielen in diesem Zusammenhang eine wichtige Rolle. Im Verlauf einer Krebserkrankung sollten diese Mechanismen stärker berücksichtigt werden. Die Rolle der stressbezogenen Unterdrückung der Immunreaktion sollte weiter erforscht werden. Die Modifizierung der TH1/TH2-Zytokinbalance sollte verstärkt in Therapieprogramme integriert werden.

Menschen mit der Diagnose Krebs erholen sich unterschiedlich. Immer wieder gibt es Erkrankte, die sich auch nach Jahren über eine verminderte Lebensqualität beklagen. Hier scheinen auch soziale Faktoren beteiligt zu sein. Wer sich von Mitmenschen sozial unterstützt fühlt, kann Krankheitsprozesse besser überwinden. Soziale Unterstützung kann Ängste und Depression reduzieren und hat dadurch eine gesundheitsfördernde Wirkung auf Körper und Psyche. Eine Verlängerung der Überlebenszeit war in einigen Studien nachweisbar, wenn regelmäßig Interventionen zur Stressreduktion mit Entspannungsübungen durchgeführt wurden. Es konnte sogar in einigen Fällen eine Zunahme der zellulären Immunität nachgewiesen werden. Die Kortisolspiegel am Nachmittag lagen niedriger und die Produktion von TH1-Zytokinen stieg an, insbesondere von IL-2 und IFN-γ.

In den letzten Jahren haben sich immer mehr Hinweise ergeben, dass es einen stressbedingten Einfluss auf das Fortschreiten von Krebs gibt. Der Nachweis von konkreten Einflüssen ist schwierig und muss weiter erforscht werden.

Blick in die Zukunft

Wie wird es weitergehen? Was kommt danach? Wir haben die Unterschiede gesehen. TH1 oder TH2? Das Immunsystem ist erfinderisch. Das NO (Stickstoffmonoxid) der TH1-Lymphozyten, also ein Gas, tötet die Erreger bei Infektionen ab. Antikörper der TH2-Lymphozyten kommen hinzu. Sie erscheinen erst mit Verzögerung. Zuviel NO ist nicht gut. Es ist aggressiv und greift die Zelle an. Vitamin B12 kann das verhindern. Aber auch zu wenig NO macht Probleme. Der Körper versucht den Mangel auszugleichen und bildet vermehrt Antikörper. Bei vielen chronischen Erkrankungen ist das Gleichgewicht gestört und es kommt dann zu einer Verschiebung von TH1 zu TH2. Dies wird als TH2-Dominanz bezeichnet. Die Folge ist, dass eine Abwehrschwäche gegenüber Erregern, wie Viren auftritt, die unser Körper noch nicht kennt. Gleichzeitig treten vermehrt Allergien und Autoimmunkrankheiten auf. Jetzt hat sich das Immunsystem verselbständigt. Es ist keine Kontrolle mehr da. Der Körper kommt zu Schaden, denn eigentlich soll das Immunsystem ihn ja schützen. Jetzt wird er selbst angegriffen.

Es ist wichtig, dass immer genügend Energie für die Zelle zur Verfügung steht. Dafür sind vor allem die Mitochondrien zuständig, bestimmte Strukturen innerhalb der Zellen. Die Arbeitsweise dieser Mitochondrien ist sehr kompliziert. Darauf soll hier nicht näher eingegangen werden. Der Träger der Energie ist ATP (Adenosintriphosphat). Es ist ein biologisches Energie-Speichermolekül. Die täglich produzierte ATP-Menge entspricht etwa dem Körpergewicht.

Die Nutzung von Sauerstoff als Betriebsstoff hat aber nicht nur Vorteile. Es fallen dabei reaktive Sauerstoffverbindungen an. Sie werden den freien Radikalen zugeordnet. Diese Substanzen sind sehr reaktionsfreudig, weil sie freie Elektronen besitzen. Sie müssen durch Radikalfänger (Antioxidanzien) entschärft werden, da sie sonst Strukturen der Zelle beschädigen. Dies führt in der Regel zu Funktionsstörungen oder zum Absterben der Zelle. Besonders schwerwiegend ist, wenn die DNA der Mitochondrien dadurch geschädigt wird. Dies passiert nicht, wenn die Energiegewinnung ohne Sauerstoff erfolgt. In besonders sensiblen Phasen, etwa bei der Zellteilung, wird vorübergehend die ATP-Produktion in den Mitochondrien gestoppt. Die Sache ist aber noch komplizierter, weil auch Stickstoffradikale auftreten können, die mit den Sauerstoffradikalen noch reaktionsfreudigere Verbindungen wie Peroxynitrit bilden können.

Immer müssen ausreichend Elektronen zum Neutralisieren zur Verfügung stehen. Ganz im Vordergrund stehen schwefelhaltige Verbindungen wie Glutathion. Es stellt laufend Elektronen zur Verfügung, muss aber danach wieder regeneriert werden. Die Fähigkeit eines Organismus anfallende Radikale zu beseitigen, bestimmt seine Vitalität.

Die T-Helferzellen verfügen über eine zentrale Funktion im Immunsystem. Sie bestehen nämlich aus zwei Untergruppen, die als TH1 und TH2 bezeichnet werden. Beide Untergruppen verfügen über unterschiedliche Fähigkeiten, den Körper vor Eindringlingen zu schützen. TH1-Zellen sind in der Lage, Fresszellen und zytotoxische Zellen zu aktivieren, TH2-Zellen regen die Bildung von Antikörpern an.

Das TH1-System ist das entwicklungsgeschichtlich ältere System. Es wendet das NO-Gas an. Es ist ein Kampfgas. Mit den Antikörpern der TH2-Zellen werden die Erreger markiert, damit sie von den TH1-Zellen besser erkannt werden. Das TH2-System kam später hinzu.

Die Steuerung erfolgt durch Zytokine. Sie informieren die heranreifenden TH-Zellen, in welche Richtung sie sich entwickeln sollen: zu TH1- oder TH2-Zellen.

Besteht die Möglichkeit in dieses System einzugreifen? Gibt es eine Therapie? Es wäre der Versuch, die Zellen vor Schadstoffen zu schützen, vorhandene Schadstoffe zu entfernen und den Zellen alle Nährstoffe zur Verfügung zu stellen, die sie benötigen. Es ist der Versuch des Ausgleichs.

Die Ernährung rückt immer mehr ins Blickfeld. Was soll ich essen, um meine Mitochondrien zu unterstützen? Gemüse, vor allem Kohl und Brokkoli, weniger Kohlehydrate, aber Fleisch sollte eigentlich auch nicht fehlen.

Und was geschieht mit der TH2-Dominanz? Die Gegenseite, also TH1, soll gestärkt werden. Dazu sind viele Substanzen vorgeschlagen worden. Die ayurvedische und die traditionelle chinesische Medizin (TCM) kennen viele davon. Sie werden unsere Therapien bereichern. Diese Kulturen wussten nichts von TH1 und TH2. Jahrtausende haben sie verschiedene Substanzen getestet. Immer mehr werden wir ihr Wissen nutzen und chronische Erkrankungen behandeln. Die Welt wird kleiner. Auch hier findet Globalisierung statt.

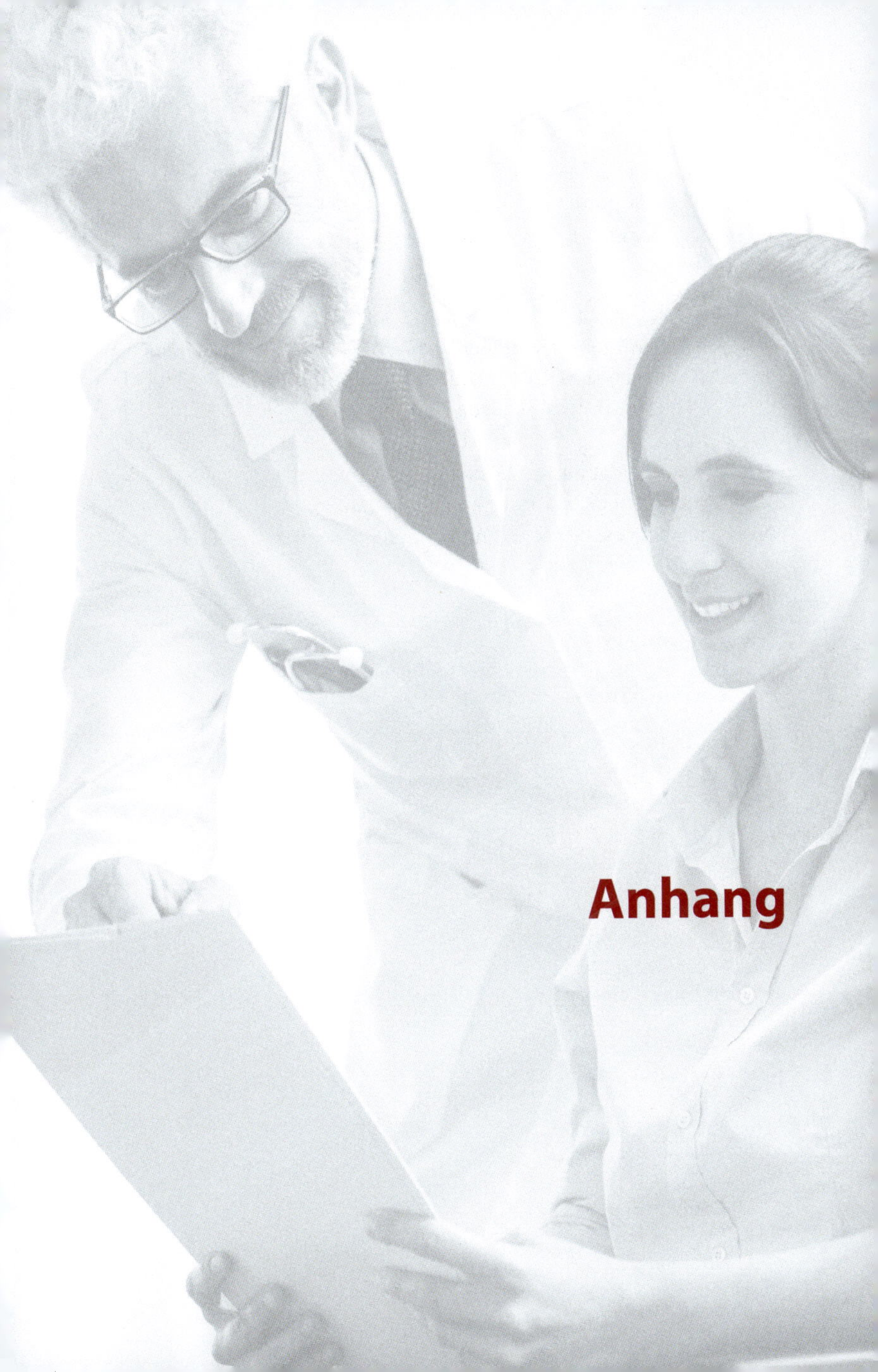

Anhang

Literatur

Psychoendokrinologie und Psychoimmunologie. Ulrike Ehlert und Roland von Känel (Hrsg). Springer, Berlin 2011, ISBN 13978-3-642-16963-2

Psychoneuroimmunologie und Psychotherapie. Christian Schubert (Hrsg). Schattauer, Stuttgart 2011, ISBN 978-3-7945-2700-7

Chronisches Müdigkeits- und Fibromyalgiesyndrom. Peter A. Berg (Hrsg). Springer, Berlin 2003, ISBN 978-3-540-44194-6

Leben mit chronischer Erschöpfung-CFS. Joachim Strienz. Zuckschwerdt, München 2015, ISBN 978-3-86371-169-6

Leben mit KPU – Kryptopyrrolurie. Joachim Strienz. Zuckschwerdt, München 2014, ISBN 978-3-86371-115-3

Leben mit Hashimoto-Thyreoiditis. Leveke Brakebusch, Armin Heufelder. Zuckschwerdt, München 2016, ISBN 978-3-86371-196-2

Balance statt Burn-out. Linneweh, Heufelder, Flasnoecker. Zuckschwerdt, München 2013, ISBN 978-3-86371-098-9

Karlsons Biochemie und Pathobichemie. Peter Karlson, Detlef Doenecke, Jan Koolman, Georg Fuchs, Wolfgang Gerok. Thieme, Stuttgart 2005, ISBN 978-3-13-357815-8

Endokrinologie für die Praxis. Frank Herrmann, Peter Müller, Tobias Lohmann. Thieme, Stuttgart 2014, ISBN 978-3-13-131017-0

Bleiben Sie länger jung. Thierry Hertoghe, Jules-Jacques Nabet, Mosaik, München 2002, ISBN 978-3-576-11652-8

Labore

Biovis' Diagnostik MVZ GmbH
Justus-Staudt-Straße 2
65555 Limburg-Offheim
Tel: 06431 21248-0
E-Mail: info@biovis.de
www.biovis.de

Ganzimmun Diagnostics AG
Hans-Böckler-Straße 109–111
55128 Mainz
Tel.: 06131 7205-0
E-Mail: info@ganzimmun.de
www.ganzimmun.de

Institut für Medizinische Diagnostik Berlin-Potsdam MVZ GbR
Nicolaistraße 22
12247 Berlin-Steglitz
Tel.: 030 77001-322
E-Mail: info@imd-berlin.de
www.imd-berlin.de

Lab4more GmbH
Augustenstraße 10
80333 München
Tel.: 089 543217-0
E-Mail: info@lab4more.de
www.lab4more.de

Labor Dr. Bayer im Synlab MVZ
Max-Lang-Straße 58
70771 Leinfelden-Echterdingen
Tel.: 0711 16418-0
E-Mail: info@labor-bayer.de
www.labor-bayer.de

MVZ Laborzentrum Ettlingen GmbH
Otto-Hahn-Straße 18
76275 Ettlingen
Tel.: 07243 51601
E-Mail: info@laborzentrum.org
www.laborzentrum.org

Vom selben Autor:

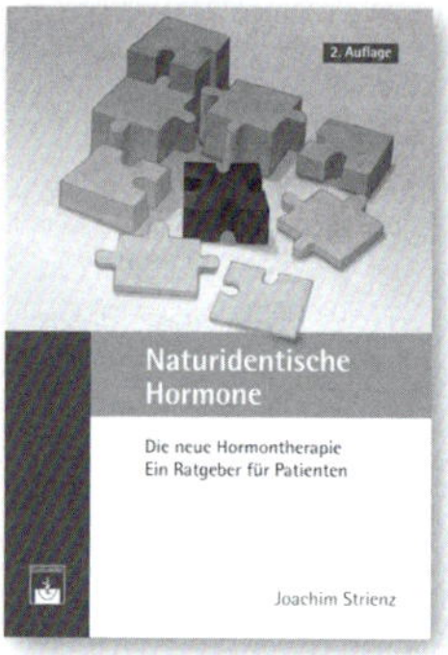

Naturidentische Hormone

Die neue Hormontherapie. Ein Ratgeber für Patienten

Künstliche Hormone, wie sie lange Zeit in der Hormonersatztherapie zum Beispiel bei Wechseljahresbeschwerden von Frauen eingesetzt wurden, sind in Verruf geraten, da durch ihre Einnahme das Risiko steigt, an Brustkrebs zu erkranken oder Schädigungen der Gefäße zu erleiden. Bioidentische Hormone bzw. naturidentische Hormone sind Stoffe, die unser Körper selbst herstellt. Dr. Joachim Strienz stellt die neue Form der Hormontherapie vor, die fehlende Hormone mit bioidentischen Hormonen „auffüllt". Die fehlenden Hormone werden in Form von Cremes zugeführt.

ISBN 978-3-86371-144-3, Euro 19,90

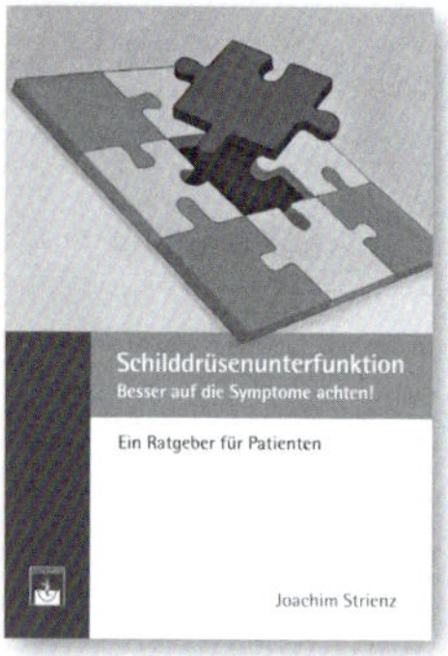

Schilddrüsenunterfunktion

Besser auf die Symptome achten!

Menschen mit einer Schilddrüsenunterfunktion leiden unter vielen Symptomen. Sie nehmen zu, ohne mehr zu essen, sind erschöpft und frieren leicht. Aber trotz massiver Beschwerden werden Patienten, deren TSH-Wert nicht über zehn liegt, nicht therapiert. Für die Betroffenen wird es immer schwieriger, den Tag zu überstehen. Dieser Ratgeber gibt umfassende und seriöse Informationen zum Thema, bietet Rat im Umgang mit Ärzten und hilft den Patienten, mit fundiertem Wissen um ihre Erkrankung wichtige Untersuchungen und Behandlungen einzufordern.

ISBN 978-3-86371-119-1, Euro 19,90

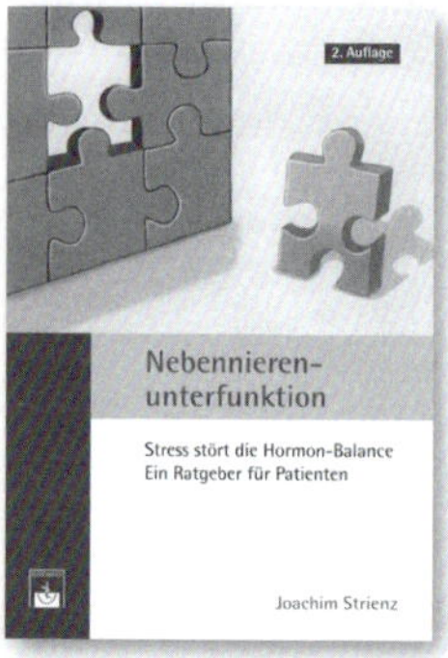

Nebennierenunterfunktion

Stress stört die Hormon-Balance. Ein Ratgeber für Patienten

Chronischer Stress macht krank. Dies ist nicht neu. Neu ist jedoch, dass dabei die Nebennieren eine wichtige Rolle spielen. Durch zu viel Stress kann es zu einer Unterfunktion der Nebennieren kommen. Dieser Ratgeber beschreibt, wie die Nebennierenunterfunktion entsteht und wie sie behandelt werden kann. Zu den wichtigsten Therapiebausteinen gehören eine Änderung der Lebens- und Ernährungsgewohnheiten. Viele Tipps, was zu tun und was zu lassen ist, finden sich in dem Ratgeber. So lässt sich die Lebenssituation der Betroffenen verbessern und damit ist auch die Prognose gut.

ISBN 978-3-86371-117-7, Euro 19,90